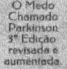

O Medo
Chamado
Parkinson
3ª Edição
revisada e
aumentada

Marco Brito

Mar/2020
Foto arquivo Marco Brito de sua esposa em 1981
Maria Teresa - Uma Linda Mulher

3ª Edição revisada e aumentada
O MEDO CHAMADO PARKINSON

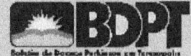

Boletim da Doença Parkinson em Teresópolis

MARCA DO SITE
www.doencadeparkinson.com.br

Capítulo 01
Mensagem

Venho lutando e aprendendo a cada dia como lidar com a vida e desejo que todos possam adquirir forças e fé para também enfrentar e vencer os desafios.

MARCO BRITO

O MEDO CHAMADO PARKINSON

Este livro é dedicado aos portadores do Mal de Parkinson e a seus familiares (ou cuidadores), bem como aos profissionais ligados à área da saúde. A ideia é oferecer aos leitores a oportunidade de trocar informações sobre a doença, com permanente emissão de opiniões, aperfeiçoando nosso conhecimento sobre assunto, encorajando os portadores a consolidar sua autoestima. É um trabalho pioneiro na área, em Teresópolis/RJ. Aqui se encontram capítulos pessoais, laboratórios e artigos extraídos da Internet. A grande realidade é que o presente informações da vida de quem convive com a doença há 27 anos..

O BDPT é um Boletim informativo do Mal de Parkinson com propósito de atender à comunidade, constituindo-se num site, datado de 22 de maio de 2002, cujo endereço, www.doencadeparkinson.com.br

Capítulo 02

Essa Terceira Edição esta revisada e aumentada em Mar/2020.

Esse livro e dedicados às famílias SANCHES e BRITO.

Origem dos Sanches - nossos avós imigrantes da Espanha cidade de Malaga, Vicente Sanches Canhete e Josefa Montousa, casados dez filhos, nessa ordem - Josefa, Maria, Matheus, Mederico, Necio, Ruth, Celia, Vicente, Ester e Noemea.

Origem dos Brito - Perfilho, (Pernambuco), onde conheceu Ana (Paraíba) casados tiveram, duas filhas, Maria e Nair (Rio de Janeiro) minha avo, casada com Manoel (Para) dez filhos nessa ordem - Manoel, Jorge, Ana, Raimundo, Paulo, Jose Luis, Nair,

Antonio, Pedro e Carlos.

Capítulo 03

Eu, Marco Brito

Esse é Marco Antonio Sanches de Brito, nascido em, Set/1962 no município de Duque de Caxias/RJ por meio das 09:00 da manha.

Hoje estou com 58 anos e brigando com uma doença que só Piora.

Mas é assim que estamos lutando, lutando e lutando sempre. Por esse motivo pesquisei os dois sobrenomes para que todos entendam seus histórico familiares.

Capítulo 04

Sobrenomes

Link: http://www.citicombustiveisqueima.com.br/brasile.htm/

Essa matéria foi extraído da internet do site onde ela informa sobre as famílias Brito e Sanches.

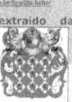

É muito importante Sejam bem-vindos.

Família Brito

24 de novembro de 2011 / Família Letra B
Um dos sobrenomes comuns no que também tem sua origem portuguesa é o Brito. Muitas pessoas tem curiosidade para saber mais sobre a sua origem, seus ancestrais, as historias e curiosidades de seu sobrenome. Veja abaixo algumas informações sobre a família Brito.

O sobrenome Brito, assim como tantos outros, não surgiu no Brasil, por uma simples razão de que o Brasil foi colonizado e habitado primeiramente por estrangeiros. Dessa forma, os sobrenomes vêm de outros países e acabam ganhando popularidade uma vez que os imigrantes fizeram do Brasil sua nova morada.

Origem da família Brito
Sobrenome português classificado como sendo um patronímico, ou seja tem sua origem no nome próprio do fundador desta família.

A família Brito tem raízes originárias na vila de Brito, que antes era freguesia portuguesa do concelho de Guimarães e que foi elevada a vila recentemente, em 12 de Julho de 2001. Esta parece não ser uma data tão recente, mas quando se olha no contexto histórico, pode se perceber que a elevação deve ser sim considerada recente. Diz se também que os Britos procedem de D. Sueiro de Brito, em quem fala o conde D. Pedro, seu solar é a Ribeira de Brito entre o rio Ave e a Portela de Leitões.

Curiosidades
Aqui no Brasil mesmo temos um famoso artista nomeado Romero Britto, um pintor, escultor e serígrafo que atualmente mora nos EUA e já pintou obras para vários artistas importantes.

Tem o seu significado como sendo forte, resistente.

Variantes do sobrenome Brito
Derivado do latim Brittus, é possível encontrar, até mesmo com certa popularidade, o sobrenome Britto.

Brasão da Família Brito
O brasão de cor vermelha possui nove linsonjas em cor de prata. Elas estão apontadas e firmadas nos bordos do escudo, postes de três em três, sendo que cada uma contem um leão de púrpura em seu interior. O Timbre do escudo é um dos mesmos leões de púrpura.

Estas são características importantes do escudo original da família. Desse modo, pode se encontrar brasões com pequenas diferenças. Se as diferenças forem muitas, provavelmente será porque é um sobrenome que possa ter outra origem.

Família Sanches

24 de novembro de 2011 / Família Letra S

Se você possui o sobrenome Sanches ou uma de suas variantes, vai gostar de saber um pouco mais sobre a história de seus descendentes, curiosidades e informações do brasão dessa família. Confira tudo isso logo abaixo.

O sobrenome Sanches, assim como tantos outros, não surgiu no Brasil, por uma simples razão de que o Brasil foi colonizado e habitado primeiramente por estrangeiros. Dessa forma, os sobrenomes vêm de outros países e acabam ganhando popularidade uma vez que os imigrantes fizeram do Brasil sua nova morada.

Origem da Família Sanches

A família Sanches tem sua origem na Espanha. Alguns dos sobrenomes mais conhecidos no Brasil geralmente são originários da Espanha ou Portugal. Isso se dá pelo fato da influência que esses países exercem aqui desde os tempos da colonização.

O sobrenome Sanches é derivado do nome próprio Sancho que no latim significa sagrado, santo. Este é um nome cristão que se refere, podendo ser de origem patronímica ou religiosa, ou os dois ao mesmo tempo.

Segundo estudos realizados sobre a origem dos sobrenomes, este foi originado por uma família de sobrenome Sanchez, na Espanha. A partir daí ele se espalhou em locais como León, La Rioja, Asturias, além de todo o território espanhol.

Em Portugal, D. Afonso Sanches, filho de D. Diniz Rei de Portugal deu origem a outros descendentes dessa linhagem.

Curiosidades

Por ser derivado de um nome pessoal e no latim significar santo. Os descendentes dessa família são conhecidos por serem competitivos, terem originalidade, força de vontade e independência. Desse modo, pode se dizer que eles possuem características de líderes.

As pessoas com sobrenome Sanches têm uma maior autoconfiança e eficiência na hora de resolver qualquer problema. Isso faz com que outras pessoas depositem uma maior confiança neles.

Variantes do sobrenome Sanches

A variante do sobrenome Sanches pode ser escrita Sanchez. Atualmente, as duas formas são encontradas no Brasil e possuem a mesma origem genealógica. Na Espanha, onde se deu a origem desse sobrenome, a grafia permaneceu a mesma ao longo dos séculos.

Brasão da Família Sanches

O Brasão da família Sanches de Portugal é constituído de azul, com um castelo de ouro rematado por uma bandeira de prata, que tem ao seu lado duas caldeiras de ouro.

Outro modelo encontrado, este para família Sanchéz, é feito de um escudo azul com uma ave de asas abertas de ouro ao centro do mesmo.

Família Sanches

Se você possui o sobrenome Sanches ou uma de suas variantes, vai gostar de saber um pouco mais sobre a história de seus descendentes, curiosidades e informações do brasão dessa família. Confira tudo isso logo abaixo.

O sobrenome Sanches, assim como tantos outros, não surgiu no Brasil, por uma simples razão de que o Brasil foi colonizado e habitado primeiramente por estrangeiros. Dessa forma, os sobrenomes vêm de outros países e acabam ganhando popularidade uma vez que os imigrantes fizeram do Brasil sua nova morada.

Capítulo 05
APRESENTAÇÃO

QUEM É MARCO ANTONIO SANCHES DE BRITO?

É o nosso querido Marquinhos, que possui uma história invejável de SUPERAÇÃO, sob obstáculos da vida de naturezas diversas, que todos nós temos que pular diariamente. Digna de deixar todos que a conhecem de "queixo caído".

Menino frágil que se tornou um gigante, através da bonita história da sua vida, porque está nos ensinando a derrotar doença que atemoriza a nós outros.

Marquinhos é uma linda ESTRELA que brilha em nossas vidas (quem ler este livro verá, por suas próprias lições de vida) que inclusive, é algo que nos SANTIFICA.

É impossível conhecer sua obra sem modificar nossos valores. Pelo excelente conteúdo motivador que ela contém.

Abra seu coração e verá a verdade que ela nos traz - a ESPERANÇA. Marquinhos, definitivamente, é um ser humano muito especial. Que veio a este mundo com uma missão árdua, porém através dela nos fazer ver o belo da vida - que é assistir a luta de um Gigante!

Esta referida missão se estende agora, a ajudar as pessoas a conviverem com essa doença que flagela a tantos.

A troca de experiências pode criar rede capaz de construir cultura que salva, informações que salvam vida (física e emocional) com a aceitação da realidade escolhida para cada um de nós. Os meios de comunicação (como é esta obra), assim como as redes sociais, são úteis e eficientes no processo de troca de idéias e de solidariedade, através das diversas ricas histórias que se apresentam.

Marcos Sanches Brito não quer propagar "fofoca". Quer sim que você coloque no "Face", no "Instagram" ou no" Zap" histórias, fotos, receitas, fatos, orações que animem pessoas que foram afetadas pelo Parkinson a também se superarem, como ele está fazendo.

E nos dá conselho que pode ser usado em muitos outros momentos:

"VIVER ESTIMULA A CURA"!!!

Assim como o soneto da música "Trem Bala" de Ana Vilela:
"Não é sobre chegar no topo do mundo e saber que venceu,
É sobre escalar e saber que o caminho te fortaleceu,
É sobre ser abrigo e também ter morada em outros corações,
E assim ter amigos contigo em todas as situações."

Louvo e agradeço a sua iniciativa Marquinhos, por quê?

Conheci Marquinhos menino. Jogávamos xadrez, ele sempre possuiu energia que brilhava sempre. Iluminava nossos encontros. Ser mal humorado nunca lhe pertenceu. Menino de riso fácil, sempre uma cia leve e agradável.

Peço licença para narrar uma passagem engraçada - Certa vez, ele me ligou. E, disse:

_ Quer comprar 20 computadores?

A empresa em que trabalho vai trocar o sistema, e comprará tudo novo.

_ Aceitei, providenciamos os detalhes. Numa sexta-feira chego a escola (que possuía à época) com todo aquele equipamento. Ninguém acreditava. Nem eu.

Logo instalamos e todos os computadores estavam funcionando em linda e moderna sala de aula para informática.

Nossa escola foi a primeira em Duque de Caxias a entrar na era da computação.

O trabalho que vem desenvolvendo como escritor e como diretor do clube Comary, é indubitavelmente, atos de Amor!

Em nossas vidas, por muito pouco, nos desesperamos. Já Marquinhos vive um desafio grande com sorriso no rosto e nos pedindo para sorrir com ele. Desta forma, temos que ter vergonha pelas vezes que por problemas pequenos nos fazem perder o sono.

Marquinhos é sem dúvida, uma lição de vida para todos nós, que o conhecemos, bem como, para aqueles que tiverem oportunidade de desfrutar desta brilhante obra!!!

Neste contexto, cabe outra passagem da música acima citada (Trem Bala de Ana Vilela):

"É sobre dançar na chuva de vida que cai sobre nós".

Nesta linha, preste atenção nas palavras do Marquinhos e dance com a lição de vida bonita que ele joga sobre nós.

Sou muito privilegiado por poder conviver, com você amigo, e poder desfrutar da tua linda história de superação. Aproveito a oportunidade para agradecer a Deus porque ele se revela em gestos tão humanos que podemos ver através da tua vida!

Abraços fraternos do teu irmão,

Luiz Carlos de Oliveira Lopes.
Promotor de Justiça

Nota 01
Esse livro esta a venda também via internet através do site amazon. www.amazon.com.br *e também no meu site* www.doencadeparkinson.com.br

Capitulo 06
Uma Viagem Virtual ou Real
Vamos fazer uma passagem da minha vida que evidentemente não gostaria que ninguém passasse o que passei, foram meses dentro dessa redoma.

Era uma viagem muito triste, tudo escuro de mais, com uma nevoa tipo uma penumbra esquisita as vezes fica difícil de transporta para esse livro, mas com boa vontade se vai longe.

Tudo se passou na minha cidade Teresópolis na região serrana do Estado do Rio de Janeiro. Uma bela cidade onde moro a 35 anos.

Como e a nossa cabeça um monte de transferências, descargas elétricas entre outras realizações incríveis, se deixa levar por vultos alucinações, fantasmas, cada criatura uma imagem diferente uma da outra que fica dentro de nossas cabeças e não conseguia tirar da minha mente para o papel.

Com as novidades e novidades sim, e que a DP tem dois novos aliados a primeira e DIABETES e a segunda DIPLOPIA.(no meu caso) A diabetes e aquilo tem que cortar o e por aí vai. Agora a diplopia e uma doença que e incrível, hoje tenho uma visão dupla e uma coisa do outro mundo so pra ter uma ideia ao ver um jogo na sua televisão a quantidade de jogadores que aparece cresce muita coisa. Vou tentar fazer uma imagem do que sinto.

Essas criaturas não sei se e pelo lado Parkinson, Diabetes ou dos medicamentos de ambas moléstia. Uma coisa e certa ter como aliado essas coisas não da para conviver com ela. O pior de tudo e passar como maluco e maluco mesmo, que ao comentar com familiares podem te intitular de maluco.(aparentada sabe divulgar notícias (fofocas).

Certa vez morávamos no apartamento de minha cunhada(Cassinha), la passei por poucas e boas. Era muito besteira que fazia durante o alojamento incomodava muito meu concunhado, mais eles tinha suas razoes, pois eu incomodava muita coisa, eu não tinha lugar para dormir com isso eu descansava em uma cadeira dessas de praia, com isso eu não dormia e não deixava ninguém dormir, chegou ao ponto dele não falar comigo.

Em outra face do doença eu tive como posso falar recaídas e recaídas e sempre uma atrás da outra. Ainda morando no apto de coisa Cassinha, tive varias alucinações e varias visitas das criaturas, so que essas eram tipo aquelas do filme Gremli elas não entravam em casa, mas na rua onde moro, eles me cercando o tempo eu ficava na rua. E cada evento eles em que eu estivesse eles também faziam suas presenças uma coisa engraçada eles so aparecia durante a noite, certa ocasião eles me cercavam dentro do condomínio uma vez eu fui me esconder dentro do carro do meu sobrinho com medo deles.

Capitulo 07
Amizade e Fé Amigo Bebeto (ex-Esso)

Meu Grande Irmão!
Há pessoas na vida como Você, que
nos dão força que precisamos para
enfrentar a situação do dia a dia na
vida. Eu olho para você, meu irmão
e tenho orgulho de você. Depois de
tantas batalhas enfrentadas,
algumas perdidas outras vencidas,
acho-o um vencedor completo e está
aí de pé, e com muita fé!
Ninguém o derruba porque Deus é
quem o sustenta, amigo guerreiro!
Feliz mês dos irmãos!! Envie aos
amigos guerreiros que você gosta.
Você é irmão e agradeço ao nosso
Pai, Deus, por ter um irmão genuíno
como você.
Hoje é dia do irmão. Você precisa
dizer isso a 12 irmãos que você
respeita, seja de sangue ou não.
Espero ser um deles.
Forte abraço!

Capítulo 08
Números de Marco Brito.... Ano
base 2020

Anos Trabalhados	26
Idade da Aposentadoria	15
Tempo de Aposentadoria	16
Tempo da DP	28
Tempo da Diabetes	7
Anos do Casamento	37
Idade Tea	64
Idade MV	36
Idade Felipe	33
Idade Du	93
Site no Ar	16

Qual Anos Faltava Apo 35	9
Idade Marco	58
Quantas Pessoas com DP ou suspeito família Sanches	12

Revisão
Fernanda Brito
Apoio
Ao Professor Nilton Salomão
Ao Radialista Hello Carrasena
Aos irmãos Manoel Carlos e Maria
Angélica
A minha neta Julia Sanches
A Noemi de Amorim
Ao Promotor de Justiça – Luiz Carlos
Lopes
A Prima Regina Sanches Lopes
A Prima Regina Sanches Vianna

Ao Juiz de Direito Josimar de Miranda
As minhas cuidadoras – Liliane Marinz
e Janete Marinz
Vera Lucia - cuida da minha
alimentação

Capítulo 09
Homenagem especial
A tia ANA LOPES DE BRITO
ou Simplesmente Tia ANA.

Uma mulher muito forte, mas uma tia de um amor e um carinho que só ela tem e o coração cheio de paz. Ela não sabia que fazer para agradar a todos. A palavra dela era muito importante e de peso e eram de dez irmãos. Quando ela batia na mesa era difícil de outro irmão contestar.

O Natal era uma festa com uma fartura e alegria e sem falar nos presentes pra todos, ao passar dos anos infelizmente alguns já vivem como uma estrelinha no céu. Tia ANA a frente de tudo e do seu jeito não faltava nada. Tia Ana esta hoje com 80 anos., mas faz tudo que uma mulher nova faz sem contar com sua experiencia de vida. Ela e uma pessoa incrível, doce, amável, vocês não fazem ideia de como ela fica alegre da vida com um simples telefonema. Que alegria, sem contar como ela reza pra nos sobrinhos e muito legal da parte dela uma preocupação com todos, sem contar com a paz e carinho que ela transmite.

Não poderia deixar de mencionar meus tios: Jorge, Ana, Raimundo, Paulo, Jose Luis, Nair, Antonio, Pedro e Carlos.

Nota 02
É difícil falar pois foi uma noticia muito triste, foi quando meu irmão chegou aqui em casa falou sobre o falecimento de tia NAIR. Fiquei numa tristeza só pois tia Nair era uma pessoa muito dócil, cainhosa, amorosa,... Que DEUS receba com Esse e o motivo dessa 3ª edição
Após a muita paz.

Capítulo 10
quase uma década e meio, fui procurado o por amigos, primos, colegas, patrocínio, entre outras

pessoas... por quê não faço uma terceira edição dessa obra, pois passar esses anos todos a desinformação continua sendo muito grande.

Fiz uma pesquisa para saber se houve muitas mudanças na área da saúde, previdênc ia e tive uma surpresa: não houve muitas novidades e pesquisa. Não quero dizer que cientistas e laboratórios estavam parados, mas acho que podia ter mais estudos com novos medicamentos e tratamentos. Eu tinha em mente que nesse período iria surgir um remédio mais eficaz contra os sintomas da doença de Parkinson. Mas na justiça os juízes estão atendendo as petições com entrada dos pacientes de Parkinson

sequestrando bens dos estados e municípios para compras de medicamentos, sem falar no mau atendimento dos funcionários públicos, seja ele estadual e municipal juntos à população. Eu mesmo cansei de pagar passagens ônibus para pacientes pobres, que não tinham din.heiro para suas passagens porque ao chegar ao guichê de atendimentos era informado que não tinha seu remédio, eles tinham que voltar dias depois para receber.

Capítulo 11
Bodas de Aventurina

Casado desde 12/83 37º - Bodas de Aventurina. Calculava que fosse uma pedra preciosa ou semipreciosa.

Fato esse me deixa muito pra baixo, e que revendo o nosso álbum de casamento e comparando com os dias de hoje e de fato histórico foi o dia mais importante. Foi um dia muito especial o dia do nosso casamento.

Que nada foi um dia lindo tomei algumas cervejas com Petronio (primo e padrinho), depois com outros colegas de infância, confesso que cheguei em casa meio alto. Fiz questão de ter esse mini capítulo para ter um registro da passagem da cerimônia e comemoração. Pois casamento não está fácil meus amigos. Montar uma casa confortável, limpa e bem localizada. Fora os móveis. Mas o que importa é quem você vai colocar lá dentro: sua esposa.

Capítulo 12
A Vida dá Voltas

Eu em certo período da minha doença tinha crises de Parkinson e Diabetes, ficava no chão, caía do sofá e todo de xixi, evacuado, tremia muito e com muita rigidez, eu perdia o controle motor, começava a gritar, gritar mesmo o nome de Rafael meu sobrinho que mora aqui no mesmo condomínio que onde moro, ficava em pleno estado de desespero; em poucos minutos chamava Rafael para me socorrer, ele me levantava, me colocava na cadeira e me limpava, isso ocorria nas madrugadas e quase todo dia por volta das 02h a 04h.

Rafael, solicitou a tia Teresa que comprasse uma câmera para colocar enfrente ao sofá onde eu dormia, dormia não — passava a noite.

E meus caros leitores, é muito difícil conviver com essas doenças, sem falar os incômodos que ocorre com os pacientes de Parkinson e Diabetes, ninguém esta a disposição de ninguém, mesmo pagando é complicado.

O aspecto financeiro é outro caso importante, pois sem o dinheiro você não consegue nada, ficando no zero a zero.

Passando por coisas desagradáveis como ir até à casa da minha cunhada e não dar tempo de fazer xixi molhando o chão todo. É humilhante você passar por tudo isso problema pra todos. Mario, esse nem fala mais comigo, Rodrigo, Adevaldo, esse ainda fala e Leo banco, etc... tem mais pessoas que me abandonaram, reconheço que fui muito chato mas, chegar ao ponto de quando eu chegava na mesa da rapaziada um por um ia saindo, ficava eu sozinho na mesa. Essas são algumas passagens que me deixa muito triste apesar de ter ciência da situação. Como disse linhas atrás meus filhos poderiam nos dar mais atenção com os aspectos como no amor, carinho, ajuda financeira, pois sua mãe também tem suas doenças, ela esta em cima da cama toda tortinha e muito magrinha, e verdade para os outro são ótimos, mas para mim eles

fazem pouco, poderiam ajudar mais, eles estão todos muito bem. Marcus Vinicius(33)e professor de educação fisica, muito respeitado da cidade, e uma academia top, Carlos Felipe (31) e enfermeiro formado e pós-graduado e trabalha no hospital do INTO referência na ortopedia, e Carlos Eduardo (31) - que é gêmeo com Felipe , ele é gerente do Banco Santander em Duque de Caxias cidade da Baixada Fluminense e muito inteligente.

Capítulo 13

Isenção do Imposto sobre a Renda da Pessoa Física para Portadores de Moléstia Grave

Fonte: receita.fazenda.gov.br por Subsecretaria de Arrecadação, Cadastros e Atendimento — publicado 20/12/2017 07h00, última modificação 30/08/2019 11h05

Condições para usufruir da isenção

As pessoas portadoras de doenças graves são isentas do Imposto sobre a Renda da Pessoa Física (IRPF) desde que se enquadrem cumulativamente nas seguintes situações (Lei nº 7.713/88):

1) Os rendimentos sejam relativos a aposentadoria, pensão ou reserva/reforma (militares); '2) Possuam alguma das seguintes doenças:

a) AIDS (Sindrome da Imunodeficiência Adquirida)

b) Alienação Mental

c) Cardiopatia Grave

d) Cegueira (inclusive monocular)

e) Contaminação por Radiação

f) Doença de Paget em estados avançados (Osteite Deformante)

g) Doença de Parkinson

h) Esclerose Múltipla

i) Espondiloartrose Anquilosante

j) Fibrose Cística (Mucoviscidose)
k) Hanseníase
l) Nefropatia Grave
m) Hepatopatia Grave
n) Neoplasia Maligna
o) Paralisia Irreversível e Incapacitante
p) Tuberculose Ativa

Atenção!
A complementação de aposentadoria, reforma ou pensão, recebida de entidade de previdência complementar, Fundo de Aposentadoria Programada Individual (Fapi) ou Programa Gerador de Benefício Livre (PGBL) e os valores recebidos a título de pensão em cumprimento de acordo ou decisão judicial, ou ainda por escritura pública, inclusive a prestação de alimentos provisionais recebidos por portadores de moléstia grave são considerados rendimentos isentos.

Também são isentos os proventos de aposentadoria ou reforma motivada por acidente em serviço e os percebidos pelos portadores de moléstia profissional.
Situações que não geram isenção
I - Não gozam de isenção os rendimentos decorrentes de atividade empregatícia ou de atividade autônoma, isto é, se o contribuinte for portador de uma moléstia, mas ainda não se aposentou;
II - Não gozam de isenção os rendimentos decorrentes de atividade empregatícia ou de atividade autônoma, recebidos concomitantemente com os de aposentadoria, reforma ou pensão;
III - Os valores recebidos a título de resgate de entidade de previdência complementar, Fapi ou PGBL, que só poderá ocorrer enquanto não cumpridas as condições contratuais

para o recebimento do benefício, por não configurar complemento de aposentadoria, estão sujeitos à incidência do IRPF, ainda que efetuado por portador de moléstia grave.

Capítulo 14

Procedimentos para usufruir da isenção

Caso se enquadre na situação de isenção, o contribuinte deverá procurar o serviço médico oficial da União, dos Estados, do Distrito Federal ou dos Municípios para que seja emitido laudo pericial comprovando a moléstia.

Se possível, o serviço médico deverá indicar a data em que a enfermidade foi contraída. Caso contrário, será considerada a data da emissão do laudo como a data em que a doença foi contraída.

O laudo deve ser emitido, preferencialmente, pelo serviço médico oficial da fonte pagadora, pois, assim, o imposto já deixará de ser retido em fonte. Se não for possível, o contribuinte deverá entregá-lo no órgão que realiza o pagamento do benefício e verificar o cumprimento das demais condições para o gozo da isenção.

Caso o laudo pericial indique data retroativa em que a moléstia foi contraída e, após essa data, tenha havido retenção de imposto de renda na fonte e/ou pagamento de imposto de renda apurado na declaração de ajuste anual, podem ocorrer duas situações:

I - O laudo pericial indica que a doença foi contraída em mês do exercício corrente (ex.: estamos em abril do ano corrente e a fonte reconhece o direito à partir de janeiro do mesmo ano): o contribuinte poderá solicitar a restituição na Declaração de Ajuste Anual do exercício seguinte, declarando os rendimentos como isentos à partir do mês de concessão do benefício.

II - O laudo pericial indica que a doença foi contraída em data de exercícios anteriores ao corrente, então, dependendo dos casos abaixo discriminados, adotar-se-á um tipo de procedimento:

Caso 1 - Foram apresentadas declarações em que resultaram saldo de imposto a restituir ou sem saldo de imposto

Procedimentos

a) Retificar a Declaração do IRPF dos exercícios abrangidos pelo período constante no laudo pericial.

Caso 2 - Foram apresentadas declarações em que resultaram saldo de imposto a pagar

Procedimentos

a) Retificar a Declaração do IRPF dos os exercícios abrangidos pelo período constante no laudo pericial

b) Elaborar e transmitir o PER/DCOMP Web para pleitear a restituição/compensação dos valores pagos a maior que o devido.

Atenção!

A isenção do Imposto sobre a Renda da Pessoa Física por motivo de moléstia grave não dispensa o contribuinte de apresentar a Declaração do IRPF caso ele se enquadre em uma das condições de obrigatoriedade de entrega da declaração.

Capítulo 15

INSS - INSTITUTO NACIONAL DO SEGURO SOCIAL

Pedido de Acréscimo (25%)

Decisão

Fonte:

https://meu.inss.gov.br/central/#/

Comunicação de Decisão

03/01/2020 15:38:56

Página 1 de 1

Número do Benefício: 501.096.598-0

Espécie: 32

Número do Requerimento: 17151355

NIT: 106.55405.30-2

Ao Sr. (a): MARCO ANTONIO SANCHES DE BRITO
Endereço: R RENATO DE MIRANDA 121 CASA, CARLOS GUINLE
CEP: 25.959-200 Município: TERESOPOLIS UF: RJ
Assunto: Pedido de Acréscimo (25%)
Decisão: Deferimento do Pedido
Motivo: Constatação de necessidade de assistencia permanente de outra pessoa
Fundamentação Legal: Artigo 45 da Lei Nº 8.213, de 24/07/1991. Artigo 45 e Anexo I do Decreto Nº 3.048, de 06/05/1999.

Em atenção ao seu Pedido de Acréscimo (25%) ao valor de sua Aposentadoria por Invalidez, apresentado em 04/12/2002, informamos ter sido reconhecido o direito ao requerido, tendo em vista que foi constatada a necessidade da assistencia permanente de outra pessoa. Informamos que o pagamento do seu benefício será mantido até 03/12/2002.

INSTITUTO NACIONAL DO SEGURO SOCIAL - INSS

Agência da Previdência Social: TERESOPOLIS
Endereço: RUA MONTE LIBANO 158, VARZEA
CEP: 25.953-020 Município: TERESOPOLIS UF: RJ
Termo de Responsabilidade:
Responsabilizo-me, sob as penas do Artigo 171 do Código Penal, pela veracidade da documentação apresentada para a solicitação do benefício acima descrito. Ciente, 13 de Maio de 2003
do Requerente / Representante Legal
Você pode conferir a autenticidade do documento em
https://meu.inss.gov.br/central/#/autenticidade com o código
2001039PROPS74

Capítulo 16

Rita de Cassia

Uma Mulher de Ferro

Esse é o nome da minha cunhada, essa mulher banca tudo que vem pra cima dela. Mulher de personalidade forte, foi ela quem levou Teresa pra sua casa.

Ela é quem dá carinho, amor, entre outras coisas. Imagina a responsabilidade, de Rita em assumir tal compromisso com a irmã. Ela cuida da alimentação, banho, da vida social, cuida ainda do financeiro, pagando nossas contas e gerencia nossas contas bancárias.

É verdade, com esse nome de santa não poderia ser melhor o nome de Cassinha e em homenagem à Santa Rita de Cássia.

Ela é uma mulher correta, honesta, isenta de qualquer ato de injúria e má fé. Cassinha foi servidora do Estado RJ no magistério, como diretora. Cassinha não é mulher de muito sorriso e de um tipo de autoritária, mas no seu interior todos sabem de seu coração bom, ajuda muita gente; com fé todo dia 22 de Maio de cada ano é dia de Santa Rita onde Cassinha vai até a igreja rezar, agradecer etc...

Salve a santa das causas dos milagres impossíveis.

Casada com Mario e teve dois filhos Rodrigo (40) casado com Rafaela e duas filhas, e de Rafael (35) casado com Nathalia e uma filha. NÃO É A TOA QUE ELA TEM ESSE NOME Rita de Cássia.

Prefácio 02

Quando fui convidado por Marco Brito para fazer o prefácio deste livro senti um grande orgulho, mas ao mesmo tempo um grande receio de não atender sua grande expectativa. Como vou escrever sobre autor e obra que de tão íntimos se fundem?

O livro O MEDO CHAMADO PARKINSON é fruto da experiência colhida ao longo de anos pelo autor, que viveu nas trincheiras de uma guerra implacável contra um inimigo até então pouco conhecido.

Seu primeiro passo então foi "se tenho um inimigo, para não sucumbir tenho que conhecê-lo para lutar contra ele"; vieram então a busca a informações de revistas, livros, médicos, jornais, internet, e outros.

Nesta fase inicial surgiu a vontade de levar informação a outros como ele, também entrincheirados nesta luta, surgindo o Site B.DPT e agora mais recente a elaboração deste livro.

O livro é o espelho do autor, tem sua parte séria, investigativa, ao lado de momentos de alegria e descontração, porém, sempre levando uma mensagem de otimismo e entusiasmo. Marco Brito não se acovardou. Apesar do temor ao inimigo, se municiou de todos os elementos possíveis, arregimentando pessoas a lutar junto dele.

Este é um livro que merece ser lido com atenção e o leitor vai perceber o esforço guerreiro do autor que, apesar das sequelas de sua luta, faz das chagas poesia e mostra seu lado alegre e otimista de viver.

Orgulhosamente,

Américo Fernando dos S. Gonçalves
Prof. Adjunto de Neurologia da FMT/FESO

Capítulo 17

Carta Para Minha Esposa!!!

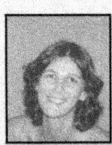

Infelizmente Teresa nos deixou no último dia 12/04/2019. Seria de egoísmo so pedir a Deus que ela não fosse, descansou do sofrimento que ela iria passar. Descance em PAZ Minha doce esposa.

Teresópolis 25 de Setembro de 2018

Minha doce esposa, não sei porque estou escrevendo essas palavras, mas tenha certeza que são palavras sinceras de quem sempre te amou e você sabe o quanto isso é verdade.

Estou escrevendo e as lágrimas escorrendo pelo rosto, mas não fique triste pois são lágrimas de alegria de um homem apaixonado por uma mulher que se dedicou a vida toda pela família, dando seu carinho a todos nós.

Talvez não correspondido por mim, pois sou um ser humano que passível de erros mais de um coração bom que sempre honesto e de um carinho muito grande onde passei a minha vida toda dedicada a família.

Desse matrimônio que em 15/12/1983 fiz uma viagem na memória onde revendo a foto acima me veio lindas passagens, da época de namorados, foi muito bom. Agora passamos por momentos difíceis, mais esta sendo superado e uma passagem que Deus esta dando pra nós, pois temos que passar com muita fé que depositamos nele e ele em nós, apesar de questionar o porquê estamos passando por isso, pois somos de família e não merecíamos isso. Paciência, a qualquer momento a melhora ou a própria cura temos fé de que é uma questão de tempo.

Uma coisa e verdade com essa dedicação que demos aos nossos três filhos, acho não,
tenho a certeza que merecíamos mais atenção deles. Não tenho nenhuma coincidência pesada ou arrependimento de que tenha errado na educação pra eles.

Você é uma mulher linda eu tenho a prova disso, pois sou seu fã, de ver você lutando contra doenças graves e com dores insuportáveis, mas você não se entrega; às vezes fico aqui rezando, pensando em você e no nosso sofrimento, e isso não é coisa de Deus.

Às vezes culpamos à Deus por nosso estado de saúde nada bom, porque estamos assim, não merecíamos isso. Talvez estejamos julgando errado, que apesar de tudo, estamos vivo, respirando, enxergando... Talvez tenhamos que agradecer por tudo.

Quando a inspiração voltar tentarei colocar em papel como esse novas palavras. Mas você tenha certeza que te amo muito e continuo torcendo por você e é uma coisa admirável ver você lutando e vencendo.

Parabéns Teresa !!!!!!!!!!!!!!!!

Capitulo 18
A Resenha

A família Brito não tem casos da Doença de Parkinson ou histórico de tremores, mas fica o relato de uma família linda, onde meus tios são muitos unidos. Que pena não ter muito contato com meus tios, eles são muito legais, mas a família Sanches era muito barrista. Na realidade é que os Brito não tinham Doutores, família humilde, na época éramos pequenos e nossos pais obrigavam-nos a ir pra casa da vó Nair, em especial no Natal e Ano Novo. Isso só terminou quando ficamos com idade adulta.

É triste, lágrimas e o nó na garganta, hoje é que sentimos quanto foi ruim pra nós e pra meus tios, essa indiferença.

Isso, tudo passou, lá nos Brito tinha a tia Ana, mulher de ferro sempre brigando com os tios e sobrinhos, mas uma pessoa de coração muito grande uma bondade única, beijos tia Ana e pros meus tios também.

por outro lado tinha a tia Maria ou tia Marica, outra mulher de ferro, essa mandava ver, mas também um grande coração, nós passeamos pelo norte fluminense em suas grandes cidades, isso devido as ordem de tia.

As últimas resenhas sobre o Parkinson, em uma mesa com colegas, amigos, curiosos, entre outros, nem todos com Parkinson.

A mesa fazia perguntas e quem respondia era de livre arbítrio só com o assunto em pauta.

Quando chegou a minha vez era o assunto quando fui diagnosticado com Parkinson.

Bem amigos, a primeira vez fui ao renomado Professor Pedro Sampaio, ele desconfiou dos sintomas que apresentava tinha tudo a ver com Parkinson e a história da família com vários casos e a minha em especial por ter uma mãe, meu irmão e eu com Diagnostico Parkinson. Foi quando o Professor me encaminhou para outro Professor da UERJ – Universidade do Estado Rio de Janeiro Professor Joao Santos. Ele comfirmou e como também deu o diagnóstico do Parkinson. Confesso que foi muito duro ouvir do seu médico, um especialista na doença que você é portador de uma doença grave, incurável, progressiva que leva o paciente a invalidez.

Pó questionei com Deus, o porquê eu, eu me considero um ser humano na qual procurava sempre ajudar o próximo e nunca prejudicar, até hoje não tenho uma resposta de Deus sobre o porquê.

Bem, tenho a fé que Deus ainda vai me ajudar na cura dessa moléstia grave. Falar de fé é muito sério pois você trata desse assunto de pessoas com várias religiões, o bom é que você fica sempre ligado e antenado e isso que faz da gente um instrumento de sua paz. Passei a beber todo dia cerveja, no ato do consumo eu ficava bem sem os tremores e a rigidez, mas no dia seguinte acordava mal. Nos finais de semana nós (eu, Teresa e os três filhos), ficávamos dentro de casa tristes e vendo televisão com vergonha de sair e as pessoas me verendo tremendo. Existem vários fatores que o paciente absorve ao ser diagnosticado com Parkinson, uns não querem nem saber ou ouvir falar de Parkinson, outros afundam em literatura para saber tudo sobre a doença e também existem os outros que não estão nem aí, se querem assunto tem, se não ficam quietos na deles.

Procuro saber tudo sobre a moléstia e fico sempre antenado a tudo e a todos. É uma doença muito difícil de ser tratada, mas uma vez volto a falar que temos que ter fé, muita fé.

Outro dia eu estava pensando na vida (são aqueles dias que se fica de bobeira esperando o tempo passar) cheguei a uma conclusão, é que as vezes reclamo da vida, mas a vida nos mostra a verdade.

Amigos, eu tento escrever com uma literatura com um pouco de humor, você ri de que com uma doença grave, sem cura e com evolução, e é aí que quero chegar: se você com esse problemão ficar remoendo o seu sofrimento vai morrer. O que faço para driblar essa situação? Bem só pra lembrar que cada caso é um caso e um dia é diferente do outro.

Capitulo 19

O Anjo Enfermeiro Junior

Cesar

Foi durante a minha recuperação que conheci o enfermeiro Junior, sabe aqueles caras marrentos, baixinho com cara de mal e contador de história? Pois bem, era o cara!

Mas foi ele quem comprou a briga com meus familiares que queriam me internar, foi anjo Junior quem comprou a briga dizendo que se me internasse eu teria complicações sérias.

Veja só como são as coisas, fui internado por um período de 21 dias, pensei que era fim do mundo. Mas lá encontrei pessoas que me deram apoio, carinho entre os pacientes e equipe médica.

Após minha alta do hospital tive que enfrentar muitas dificuldades e olha que todos os dias tinha um problema. Junior é uma pessoa muito especial na minha opi nião. Foi ele quem comprou a briga. Foi aí que ele deu início ao problemão, ele me dava banho, fazia curativo.

Junior é um homem de coração muito bom, sempre atento a tudo.

Agora ele é encardido, ele bate de frente com qualquer um, mas a sua maior virtude é a sua capacidade de atuar, com muita inteligência e passa para o paciente e aos familiares segurança, pessoas assim que são especiais que Jesus coloca no nosso caminho.

Junior esta no top dos grandes técnicos da enfermagem, ele antecipa os problemas, saindo na frente ele com sua experiência e com isso faz valer a sua dedicação.

Junior, continua em alerta com meu tratamento e se dedicando sempre, ele esta sendo solicitado por muitos familiares para que junior trate dos seus entes. Junior ganhou muita moral, isso faz com que ele tenha sua alto estimula.

Agradeço a Junior por conseguir junto ao vereador Dudu do resgate 3 cadeiras de rodas, sendo 2 higienica e 1 comum, unidos por conseguir. Sou muito grato pelo apoio na UPA - Unidade Pronto Atendimento, junto a equipe medica em queJunior atuol com seu conhecimento vasto.

Junior e um cara muito legal ele arruma emprego pra muitas gente seja para tecnico Enfermagem, Enfermeiro, Cuidadores entre outros. A evolução profissional e ate mesmo pessoal cresceu muito ele val ser pai já comprou apartamento e carro. Eu tenho uma parcela dessa evolução, pois como já disse anteriormente que ele salvou minha vida. Deus coloca pessoas especiais na nossas vidas sinto orgulho de fazer parte do grupo de amizade.

Capítulo 20

Outros Anjos

Outras pessoas também são especiais; como é o caso do meu irmão Manoel Carlos sempre ao meu lado, minha irmã Maria Angélica e minhas sobrinhas, meu amigo Bebeto, um cara com bom astral época da Esso, o único que me liga, sempre preocupado com minha saúde, Dinho da loja.

Após a internação outros personagens surgiram no cenário entre eles Rafael Feital, quantas vezes eu caído no chão todo cheio de xixi ele me levantava e me colocava na cadeira. Eu nunca vi ou ouvi qualquer comentário que ele tenha feito.

Uma pessoa muito importante nesse processo foi minha cunhada Rita de Cassia, essa mulher também colocou a mão na ferida. Levei muito esporro também, só fazia merda. Ela lembra tia Maria (Tia Marica), uma mulher forte, um perfil de guerreira, ela é quem toma conta do meu salário e controla tudo da minha vida e de Teresa.

Teresa esta passando momentos complicados, ela também esta com Parkinson e Artrite Reumatoide e essa e a minha preocupação. Ela não merece passar por esse sofrimento todo, uma mulher que só ajudava ao próximo, mas a nossa fé vai levar uma mensagem através dos nossos santos e a Jesus para o pai maior DEUS. Amém.

Capítulo 21

A Internação no HCT

Hospital das Clínicas de Terresópolis

Isso aconteceu durante o final de Fevereiro e Início de Março de 2020. O que aconteceu, eu com os sintomas da doença de Parkinson aquela chamada síndrome da perna nervosa – e aquela que ficamos tentado cruzar as pernas o tempo todo e foi quando eu vi a esquerda com o joelho todo vermelho, inchado e quente.

Foi quando minha cunhada viu o estado do joelho. Cassinha minha cunhada chamou sua nora que esta se formando em medica avaliou que o quadro necessitava de uma avaliação de um hortopedista foi quando chegou a D:Glorinha uma pessoa muito simpatica e carinhosa ela fez uma punçao no joelho e ficou de ver o exame do material colhido do joelho. O resultado veio e ela solicitou uma internaçao na Beneficiencia Portuguesa a Bene. Fui atendido pelo Dr: Leo um medico que fez varias vezes um todas de 10 punções segundos os outros medicos foi muita e Dr: Leo solicitou uma transferencia par o HCT Hosppital das clinicas em Teresópolis / RJ com solicitaço de cirurgia. Fui avaliado pelo Dr:Felipe, que contestou o caso cirurgico.

Ele fez uma avaliação medica e todos os 6 medicos foram a favor de iniciar ao tratamento com antibioticos. Fui internado, mas antes fiz uma nova punção para exames para avaliar o tipo de baquiteria para uso do antibiotico correto

Quando cheguei a enfermaria da hortopedia, existia 6 leitos. Ai sim começou a formação de amizades. Po tinha um gay um falastrão, um jovem, um dorminhoco e logo em seguida chegou o seu Manuel. Um senhor de 78 anos magro e contador de historia todos entravam em estado de graças.

É incrivel a disposiça//o de seu Manuel. Ele já desceu do centro cirurgico falando tudo, contando as lotrotas dele. Uma palhinha do Seu Manuel... ele estava tomando banho de leito nao sei por que surgiu esse assunto, mas ficou assim.

... Ele no final do banho disse a enfermeira em resposta dela em que ela disse que o seu pinto ficava menor ainda com agua fria, foi quando seu Manuel respo deu ilariamente. É como camarão cresce em agua fria...

Essa foi uma das peripercias do seu Manuel. Ele estava internado para cirurgia de uma fratura do fêmur.

Capitulo 22

A Internação Hospital São José

Meus 21 dias internado no hospital São José, na cidade de Teresópolis / RJ. Set/2018

Foram dias incriveis. Primeiro por ser tudo diferente, um ambiente onde só se vê gente de branco, uns andam pra cá outros andam pra lá, todos muitos centrados coisa de quem cuida de ser humano.

Os primeiros dias eu passei chorado, mas no decorrer dos dias eu já passava bem elhor, tinham no quarto 4 leitos, um com Sr. Abel, um português de uma educação só, o outro o Sr. Aquino, esse era uma figura, dava esporro em todos, certo dia enquanto ele tomava banho de leito ele tinha um problema na perna, foi quando a técnico pegou a perna e deu um grito que assustou a todos, ele o expulsou do quarto. No momento ficamos tensos, depois tudo bem.

Eu tinha uma fome muito grande, digo até que passei fome, acionaram a nutricion ista para saber o que estava passando comigo, expliquei pra ela a situação, pois

bem, ela acrescentou e me perguntou que eu gostaria de comer, eu dei as minhas preferências.

Os dias em um hospital são todos muito estranhos, os técnicos em enfermagem, os enf=ermeiros, os médicos, sabe aqueles grupinhos com fofoquinhas e por aí vai.

Uma noite eu acordei de madrugada e me deu uma vontade de tomar um cafezinho e estava descendo da cama quando o Sr. Aquino deu um grito *'enfermeira, seu filho'*, me segurou para não cair no chão. Acordei todos do andar e uma técnico enfermagem nada fez sabe aquelas mulheres mal amadas e teve a infeliz ideia em dizer que eu estava descompensado, há fiquei puto e falei uma palavra que ela era crente e saiu rapidinho da sala.

Sr. Aquino, um tremendo cara, ele é quem comandava a turma da enfermagem, o pessoal tinha o maior respeito e até medo. Um homem forte, autoritário, mas <u>apresentava</u> ser um homem justo; desse tempo que fiquei lá ele dava dinheiro praquelas mais pobres. Sr Aquino tinha um astral muito bom, ele jogava no bicho por telefone e um detalhe: fiado. Eu pedi pra ele jogar pra mim se eu ganhasse dividia com ele. Ok, acordo fechado. Ganhei R$350,00 a milhar 1575. Eu jogava todos os dias mas não ganhei mais nada.

Os bombons, pedi ao Sr. Aquino que me desse o dinheiro pois já sabia que estaria de alta. Comi 1 bombom, a tal enfermeira - aquela mal amada – me integrou para a médica de plantão e ela cancelou minha alta. Pô, comecei a chorar, foi quando ela pediu para eu parar de chorar e a alta estava mantida. E foi também quando ela me perguntou como foi que os bombons entraram do hospital, foi quando Sr. Aquino com aquela voz grave falou *fui eu quem comprou e estou distribuindo para os grupos que nos atende, algum problema? Mandei meu filho comprar e Sr. Marco fazer a distribuição.* O Sr. Abel e um portuguesa que tem 30 anos de Brasil, mas não perde o sotaque, tipo aquela tradicional família portuguesa, um carinho entre eles, o respeito é tudo muito lindo.

As visitas é um assunto complexo, pois envolve nomes e isso acaba gerando insatisfação, mas vou arriscar: Maria Angélica, Bruna, Fernanda, Carlos Eli, Regina e Luiz, MV, DU e CF, Tia Noemea, Valeria, Sr Dalcio, Nina, Pastor da Universal, Cassinha, Rafael, Manoel Carlos é que sabe da verdade, é muito triste você ver o pessoal indo embora e você ficando, em um ambiente frio, tudo branco./

Capítulo 23

A ALIMENTAÇÃO NA DOENÇA DE PARKINSON

Como a doença de Parkinson pode interferir na alimentação ?

Dependendo da fase da doença, da dose do medicamento ou da etapa do tratamento, podem-se observar alguns sintomas que dificultam uma alimentação adequada, fazendo com que o estado nutricional do parkinsoniano fique prejudicado, necessitando de intervenção de um profissional de nutrição e ajuda de outros profissionais e da família.

Muitas vezes, o indivíduo com a Doença de Parkinson já está inserido no grupo da terceira idade e, dependendo do seu modo de vida, pode apresentar outros problemas relativos à saúde, como a hipertensão, hipercolesterolemia, osteoporose, problemas cardiovasculares, distúrbios genitourinários, entre/outros. Desta forma, devemos considerar as manifestações das diversas doenças quando vamos alimentar-nos. Uma dieta bem orientada pode ajudar-nos a vencer as dificuldades.

Vários fatores podem apresentar-se como risco para falta de apetite, perda de peso e, conseqüentemente, má nutrição. São eles:

A aposentadoria reduzida e muitas vezes adquirida muito cedo;

Isolamento da família e/ou da sociedade;

A não-aceitação da doença;

A existência de outras doenças conjuntas;

Problemas de dentição e dificuldades de mastigação e degluticão (ato de engolir os alimentos líquidos e/ou sólidos);

Depressão e, em alguns casos, demência;

Pouca atividade física e imobilidade;

Medicamentos usados na fase inicial da doença (anticolinérgicos, como Artane e Akineton, entre outros), interferindo na absorção intestinal, dificultando o seu funcionamento, provocando náuseas, vômitos, intestino preso ou boca seca (dificultando a formação normal do "bolo alimentar"), reduzindo a sensibilidade do paladar e do olfato;

Dietas não orientadas por profissional da área de nutrição;

Aumento do metabolismo e conseqüentemente das necessidades energéticas, facilitando a perda de peso;

Falta de equilíbrio para preparar a sua própria alimentação ou inexistência de outra pessoa que possa fazê-lo.

Problemas com a postura e dificuldade em manter-se ereto à mesa;

Dificuldades motoras ara manusear os talheres (levar o talher à boca, cortar os alimentos) devido ao tremor e/ou à rigidez;

Os movimentos do esôfago que ajudam a "empurrar" os alimentos para o estômago podem estar prejudicados, provocando engasgos e dificultando a deglutição;

Tremor e rigidez, especialmente nos músculos da face, dificultando a mastigação e deglutição;

Abuso de bebida alcoólica e de medicamentos;

Hábitos alimentares inadequados;

Descaso com a própria saúde.

Como obter uma alimentação saudável ?

A alimentação é fator essencial para manutenção ou recuperação da saúde. As atividades diárias de trabalho, diversão, exercício físico e o auto cuidado dependem diretamente do que e de quanto comemos. Tanto a qualidade quanto a quantidade dos alimentos ingeridos devem ser avaliadas, pois a combinação dos dois fatores pode nos trazer benefícios específicos. Sexo, altura, atividade física, estado nutricional, existência ou não de outras doenças e dificuldades físicas ou mentais influenciam direta ou indiretamente nossa dieta.

Uma alimentação variada dever fornecer todos os nutrientes de maneira adequada.

O que são nutrientes ?

Os nutrientes, inclusive a água, são substâncias que estão inseridas nos alimentos e desempenham funções variadas no nosso organismo. São eles:

Proteínas, gorduras, carboidratos, vitaminas, minerais e fibras.

Podemos encontrá-los em alimentos diferentes, por isso devemos variar ao máximo nossa alimentação. O nutriente que encontramos em um podemos não encontrar em outro e vice-versa.

Os nutrientes estão presentes em quantidades diferentes nos alimentos. Nenhum alimento é completo (exceto o leite materno para crianças até 6 meses), ou seja, possui todos os nutrientes em quantidades suficientes para atender às necessidades do organismo.

Por isso precisamos ter uma alimentação variada.

O que devemos comer diariamente para ter uma alimentação adequada ? Grupo de carnes, peixes, aves, ovos e leguminosas

As carnes vermelhas (incluindo as vísceras, lingüiças, salsichas e presuntos) e as brancas (peixes e aves) são alimentos ricos em proteína e, portanto, chamados de alimentos construtores. A proteína está envolvida na formação e manutenção de células, tecidos do nosso corpo e órgãos (coração, pulmão, intestino, pele, etc.), hormônios e anticorpos para proteção do nosso organismo contra as doenças. Nas carnes vermelhas, peixes e aves podemos encontrar o ferro, também considerado nutriente construtor, devido à sua função. Ele participa da formação das células vermelhas do sangue, prevenindo a anemia, muito comum naqueles indivíduos que não ingerem quantidade suficiente destes alimentos.

Qual a quantidade de carne que devemos ingerir ?

As carnes devem ser ingeridas na quantidade média de 100 g por dia, o que significa um pedaço médio (ver lista de carn=es).

· Grupo dos laticínios

Este grupo é fonte de proteína e é insubstituível quando se trata de cálcio, mineral envolvido na formação e conservação de ossos e dentes. Com o envelhecimento, perdemos massa óssea, o que pode ser agravado por vários fatores, tais como uso de medicamentos (diuréticos, antiácidos e outros), redução da atividade física e imobilidade, menopausa, doenças crônicas, baixo consumo de alimentos que contenham cálcio, fumo excessivo, entre outros.

Principais alimentos ricos em cálcio

Alimentos ricos em cálcio=300 mg de cálcio

Alimento	Quantidade
Leite	1 copo grande (250 ml)
Iogurte	1 copo grande (250 ml)
Queijo branco	1 fatia média (30 g)

Para obtermos uma quantidade adequada deste mineral, devemos ingerir 1200 mg/dia, que correspondem a 3 copos de leite e iogurte e uma fatia de queijo. Para aqueles que já têm osteo=porose, são necessários 1500 mg/dia. Veja a tabela na página anterior e verifique quanto de CÁLCIO você está ingerindo por dia. Hoje temos disponível no mercado o leite enriquecido com cálcio ("Cálcio Plus"), o que significa que se você tomar um copo de leite (250 ml), estará ingerindo o dobro de cálcio existente no leite comum. É uma boa alternativa para aqueles que não têm o hábito de tomar leite, iogurte ou comer queijo.

A melhor escolha de queijo é o tipo minas frescal que tem quantidade menor de gordura que os outros (parmesão, prato, gorgonzola, etc.).

O iogurte pode ser usado em substituição ao leite, na mesma quantidade, e os tipos desnatados são indicados para aqueles que têm colesterol alto ou estão com o peso corporal acima do recomendado.

Os leites e substitutos são também fonte importante de proteína.

DICA: A manteiga e o creme de leite, apesar de serem derivados do leite, não podem ser usados como fornecedores de cálcio e nem de proteína. Eles fornecem gordura.

A proteína pode interferir na utilização da levodopa pelo organismo?

Sim. A proteína que encontramos nas carnes vermelhas ou brancas nos laticínios (leite, iogurte e queijos) e ovos pode interferir na utilização da levodopa. Esta interferência depende da resposta de cada organismo ao tratamento com a levodopa. O que acontece é que, tanto no intestino quanto no cérebro, a proteína e a levodopa são absorvidas no mesmo local e ao mesmo tempo. Só podemos, porém, absorver uma de cada vez. Se estas duas estão juntas, uma prejudica a outra. Elas entram em competição e quem sai perdendo é geralmente a levodopa, que acaba não produzindo o efeito terapêutico desejado. Isto ocorre com maior freqüência naqueles indivíduos que têm grandes flutuações no tratamento.

Alguns estudos têm mostrado os benefícios de uma dieta com menor quantidade de proteína e o consumo da mesma em horários mais distanciados do uso da levodopa. O que acontece é que, de um modo geral, as pessoas costumam consumir excesso de proteína (muita carne, presuntos, hambúrgueres e outras preparações).

Qual a quantidade de alimentos protéicos que devemos ingerir?

Temos as seguintes alternativas para melhorar esta situação:

Ingerir os alimentos protéicos em horário distante do uso da levodopa (½ a 1 hora antes da refeição na qual costumamos ingerir carne branca ou vermelha, leite, queijo, iogurte e ovos).

Deixar para ingerir as carnes ou ovos no jantar (horário em que geralmente não temos tantos compromissos sociais e costumamos ficar em casa, para dormir logo depois).

Quantidades de carnes que devem ser ingeridas por dia (escolha um tipo)

Carne assada = 1 fatia média

Carne cozida em pedaços = 2 pedaços grandes

Carne moída = 2 colheres de arroz médias (não muito cheias)

Almôndega = 3 unidades médias

Salsicha = 3 unidades

Sardinha = 1 lata pequena (sem óleo)

Atum = ½ lata

Frango ensopado = ½ sobrecoxa média ou ½ peito médio

Obs.: Para evitar enjôos quando fizer uso da medicação, procure comer junto alimentos como frutas, sucos de frutas ou bolachas Cream Cracker.

Frutas, Verduras e Legumes

Este grupo de alimentos é importante como os outros e é muito variado. Frutas, verduras e legumes são ricos em vitaminas, minerais e fibras, que podem ajudar muito no funcionamento intestinal. As frutas, as verduras e os legumes são considerados alimentos reguladores, (já que regulam o funcionamento do organismo). Além disso, algumas funções do organismo podem ser controladas: há melhoria da resistência às infecções; formação e proteção de pele, olhos, cabelos, unhas e dentes; manutenção dos processos digestivos e de absorção de nutrientes; participação em várias reações de formação e renovação de células e funcionamento de órgãos.

Não há como dizer que não gostamos de algum representante deste grupo. Maçã, banana, laranja, morango, melancia, pêssego, tomate, alface, couve, cenoura, beterraba, abobrinha e todas as outras frutas, verduras e legumes podem ser consumidos à vontade.

Vitaminas

A *Vitamina A* é importante para a visão e a formação da pele, dos cabelos e das unhas. A sua carência causa lesões na córnea, cegueira noturna e ressecamento da pele.

Onde encontramos a Vitamina A?

Podemos encontrá-la nas frutas e vegetais alaranjados e verde-escuros (cenoura, abóbora, batata-doce, mamão, manga, caqui, brócolis, couve, espinafre, acelga, almeirão e outros) Encontramos a vitamina A também nos alimentos de origem animal (leite integral, queijos, creme de leite, manteiga, gema de ovo e fígado).

A Vitamina C

está envolvida em processo de cicatrização e resistência às infecções, aumento da absorção do ferro do feijão e outras leguminosas (grão de bico, soja lentilha).

A vitamina C pode ajudar no tratamento ou na cura da doença de Parkinson?

Alguns estudos tentam mostrar a função antioxidante da vitamina C, inclusive para diminuição da progressão da doença de Parkinson. Porém, a eficácia deste tratamento ainda não foi comprovada.

Quais alimentos contêm a vitamina C e que quantidade devemos ingerir diariamente?

A vitamina C pode ser encontrada nas frutas cítricas (laranja, mexerica, limão, abacaxi e outras), morango, kiwi, goiaba, tomate, acerola. Se for ingerido pelo menos um destes alimentos por dia, a vitamina C já estará garantida. A quantidade de que necessitamos diariamente é de 60 mg. Os fumantes necessitam de 100 mg.

Alimentos ricos em VITAMINA C

AlAlimento	Quantidade	Vitamina C
cAcerola	3 unid (9 g)	150,97 mg
LaLaranja	1 unid média (180 g)	95,76 mg
M Mexerica	1 unid média (148 g)	45,58 mg
T Tomate	2 unid média (218 g)	38,15 mg
M Morango	5 unid média (60 g)	34,2 mg

Fonte: PHILLIPI, S.T. SZARFARC, S. LATERZA, A.R. Virtual Nutri (software) versão 1.0, for windows. Departamento de Nutrição da Faculdade de Saúde Pública/USP. São Paulo, 1996

E os suplementos de vitamina C?

Os suplementos de vitamina C têm doses que variam de 500 a 2000 mg, superiores àquela de que necessitamos. Alguns estudos mostram que o excesso da vitamina C pode causar diarréia e favorecer a formação de cálculos renais. Como não se tem dados comprovando sua eficácia, não há justificativa para o uso de suplementos a não ser que seu médico ou nutricionista esteja acompanhando o caso. Evite tomar suplementos alimentares sem o consentimento desses profissionais.

A Vitamina D

tem como principal função a absorção do cálcio, sendo essencial na formação da estrutura óssea.

Onde encontramos a Vitamina D?

Podemos encontrá-la em gema de ovo, fígado, leite integral, manteiga, creme de leite e ainda nas margarinas.

O sol é uma outra ótima fonte de vitamina D, porque ele converte em forma ativa (possível de ser utilizada pelo organismo) a vitamina D que fica na pele.

DICA: é importante tomarmos sol diariamente, por pelo menos 20 minutos, pela manhã até as 10:00 horas ou à tarde depois das 16:00. Desta forma, contribuiremos muito para o fortalecimento ósseo e para a prevenção da osteoporose. Nestes horários, encontramos menor quantidade de raios solares prejudiciais ao organismo.

A Vitamina E

tem função antioxidante e a sua carência causa efeitos negativos na formação de músculos, vasos sanguíneos e sistema cardiovasculares.

Onde encontramos a Vitamina E?

Encontramos esta vitamina em óleos vegetais (soja, girassol, milho, azeite de oliva), gema de ovo, fígado, leite, frutas oleaginosas (avelã, castanhas, nozes amendoim).

A Vitamina K

tem a função de regular a coagulação sangüínea e sua carência provoca hemorragias.

Onde encontramos a Vitamina K?

Podemos encontrá-la no fígado e em hortaliças (verduras e legumes), além de haver produção pela flora intestinal (bactérias).

As Vitaminas do complexo B

são tiamina (B1), riboflavina (B2), piridoxina (B6), cobalamina (B12), niacina, biotina, ácido pantotênico, ácido fólico. São hidrossolúveis (solúveis em água) e têm funções variadas, como a prevenção de doenças relacionadas com o sistema nervoso e o sistema muscular, formação de glóbulos vermelhos, metabolismo de gorduras, carboidratos e proteínas, conservação de tecidos e olhos, além de outras funções.

Onde encontramos as Vitaminas do complexo B?

Encontramos estas vitaminas em alimentos de origem animal (carnes brancas ou vermelhas, vísceras, leites, queijos, ovos), cereais integrais, leguminosas (feijão, lentilha, grão de bico, ervilha seca) e hortaliças (verduras e legumes).

A piridoxina tem alguma relação com a doença de Parkinson?

Sim. A PIRIDOXINA (B6) participa também da conversão da levodopa em dopamina antes que ela chegue ao cérebro. A absorção da dopamina é eficaz apenas no cérebro. Se ocorrer esta conversão de levodopa em dopamina antes de chegar ao cérebro, esta dopamina vai se perder toda e aí não teremos o efeito desejado do medicamento.

A levodopa deve ser convertida adequadamente em dopamina para haver efeito terapêutico. Por isso, quando utilizamos levodopa, não devemos tomar suplementos de vitamina B6 (piridoxina).

SE EU ESTIVER TOMANDO ALGUM MEDICAMENTO À BASE DE BENZERAZIDA OU CARBIDOPA, POSSO TOMAR SUPLEMENTOS DE PIRIDOXINA (VITAMINA B6)?

Existem alguns medicamentos que contêm substâncias (benzerazida e carbidopa) que são inibidoras da dopaminase (enzima que converte a levodopa em dopamina, juntamente com a piridoxina). Neste caso, não há conversão fora do cérebro e o medicamento tem o efeito desejado. A vitamina B6 (piridoxina), portanto, não interfere no tratamento. O Madopar e o Sinemet são drogas à base de levodopa que já vêm com inibidores da dopaminase, não sendo contra-indicada a suplementação da vitamina B6.

Obs.: Lembre-se de que qualquer suplemento vitamínico ou mineral deve ser tomado apenas com indicação do médico ou nutricionista.

Minerals

O FÓSFORO,

assim como o cálcio, participa do fortalecimento da massa óssea e dos dentes.

Onde encontrar o Fósforo?

Podemos encontrá-lo nos leites, queijos e iogurtes, na gema de ovo e em carnes, castanhas e amendoim.

O MAGNÉSIO

é essencial para a formação de proteínas. Sua carência pode provocar distúrbios neuromusculares e problemas de crescimento.

Onde encontrar o Magnésio?

Pode ser encontrada em cereais integrais, castanha, carnes, leites, verduras, legumes, chocolate, tofu (queijo feito à base de soja).

O POTÁSSIO

é responsável pela regulação do equilíbrio de minerais e água.

Onde encontrar o Potássio?

Os alimentos ricos em potássio são as frutas (laranja, banana, mexerica e outras), verduras e legumes, leite, cereais e carnes.

Obs.: As pessoas hipertensas que usam diuréticos continuamente, têm perdas significativas de potássio pela urina. Portanto, devem estar atentas aos alimentos ricos neste mineral para repor esta perda adequadamente.

O SÓDIO

também regula o equilíbrio de minerais e água e sua carência pode provocar câibras e fraqueza muscular.

Onde encontrar o Sódio?

Podemos encontrá-lo no sal de cozinha (usar moderadamente), em peixes e frutos do mar e no leite.

O ZINCO

regula a formação de proteínas e sua carência causa distúrbio do crescimento..

Onde encontrar o Zinco?

Podemos encontra-lo em leite, queijos, carnes, fígado, moluscos, caranguejo, arenque, leguminosas, vagens, cereais integrais e nozes.

AS FIBRAS

E as fibras alimentares?

QUAL A QUANTIDADE DE ALIMENTOS RICOS EM FIBRA QUE DEVEMOS INGERIR DIARIAMENTE?

É recomendável a ingestão de 25 a 30 g de fibras alimentares por dia.

Quantidade de fibras em alguns alimentos

Alimento	Quantidade	
Cereal "All Bran"	1 xícara de chá (30 g)	9,0
Lentilha cozida	1 xícara de chá (150 g)	7,3
Feijão cozido	2 conchas (90 g)	7,2
Farelo de trigo	2 colheres de sopa (15 g)	6,8
Grão de bico cozido	2 colheres de sopa (120 g)	6,7
Ameixa preta (seca)	3 unid grandes (30 g)	4,8
Pipoca	3 xícaras de chá (30 g)	4,6
Maçã com casca	1 unid média (150 g)	4,6
Pêra com casca	1 unid média (140 g)	4,2
Castanha de caju	1 pacote pequeno (70 g)	4,1
Batata doce cozida	1 unid média (120 g)	3,1
Aveia com flocos	2 colheres de sopa (30 g)	3,0
Uva passa preta	1 pacote pequeno (50 g)	2,9
Abacaxi	2 rodelas (150 g)	2,8
Cenoura crua	1 unid média (100 g)	2,8
Manga	1 unid média (60 g)	2,7
Milho verde enlatado	1 xícara de chá (60 g)	2,7
Abobrinha cozida	1 xícara de chá (134 g)	2,4
Escarola cozida	1 xícara de chá (153 g)	2,2

'doença de Parkinson?

O intestino preso é uma das queixas mais freqüentes. Esta freqüência aumenta com a idade e é comum entre os parkinsonianos, atingindo mais de 50% deles.

Na doença de Parkinson, permanecer com o intestino constantemente preso pode atrapalhar o tratamento com a levodopa, já que dificulta sua absorção. Além disso, quando o intestino está preso por muito tempo, há uma reprodução aumentada de bactérias. Estas bactérias t,ransformam a levodopa em dopam,ina, que não consegue penetrar no cérebro e ter o efeito terapêutico desejado. (Vocês lembram que apenas a levodopa consegue penetrar no cérebro e dopamina não?). Sabemos do impacto da constipação sobre nosso ;bem-estar geral. Afinal, a sensação de peso e a formação de gases intestinais pelas bactérias devido ao grande tempo de permanência das fezes no intestino não são nada agradáveis e contribuem para estados de humor alterados (irritação, nervosismo, etc.)

QUAIS OS FATORES QUE PODEM CAUSAR A PRISÃO DE VENTRE?

excesso de peso corporal;

baixa ou nenhuma atividade física;

problemas motores ou neurais do intestino;

uso de medicamentos constipantes;

o uso excessivo e indiscriminado de laxantes.

ATENÇÃO !!! O uso de certos medicamentos pode causar constipação, porém muitas vezes não podemos parar de toma-los ou não há como substituí-los por outros. É importante que o médico seja informado com detalhes sobre outros medicamentos usados além daqueles indicados para a doença de Parkinson. Assim, ele poderá fazer uma prescrição adequada de laxativos, se for realmente necessário.

O que os laxativos podem causar ao organismo?

O uso indiscriminado de laxativos pode reduzir a absorção de nutrientes, aumentando a perda destes pelas fezes. O óleo mineral pode reduzir a absorção de vitaminas lipossolúveis (solúveis em óleos e gorduras): vitaminas A, D, E e K. O uso crônico destes medicamentos pode causar irritação e grande disfunção da motilidade intestinal, ou seja, a evacuação passa a ser impossível se não houver a presença do laxativo, instalando-se, desta forma, o vício.

DROGAS POTENCIALMENTE CONSTIPANTES

MINERAIS

Alumínio (antiácidos), cálcio, ferro

ANTI-HIPERTENSIVOS E ANTIARRÍTMICOS

bloqueadores do canal de cálcio, clonidina, disopiramida

SIMPATOMIMÉTICOS

efedrina, isoproterenol, fenilefrina, fenilpropanolamina, pseudoefedrina, terbutalina

Sinemet, Prolopa, Levocarb, LEVODOPA

Cronomet

OPIÁCEOS

codeína, difenoxilato, hidrocodona

ANTICOLINÉRGICOS – antidepressivos, neurolépticos, anti-histamínicos, medicações antiparkinsonianas (Artane, Akineton, etc.)

Capítulo 25

MEDICAÇÕES ANTI INFLAMATÓRIAS NÃO-CORTICÓIDES

Como estimular o funcionamento do intestino?

Comer frutas – laranja com bagaço, mexerica, mamão, ameixa, abacate, uva, manga, morango, kiwi, banana nanica, melão, melancia (pelo menos três vezes ao dia).

Comer vegetais – verduras em geral (de preferência cruas), tomate, beterraba, quiabo, jiló, chuchu, vagem, berinjela, milho, ervilha (pelo menos duas vezes ao dia).

Usar feijão, grão de bico, lentilha ou ervilha seca diariamente.

Preferir cereais integrais – pão integral, aveia, arroz integral, germe e farelo de trigo, "All Bran" (com moderação).

Usar mel para adoçar leite, iogurte ou outros líquidos.

Ingerir iogurte (de preferência natural) e leite diariamente.

Ingerir duas porções de salada com vegetais crus por dia.

Mastigar bem os alimentos.

Tomar bastante líquido entre as refeições (8 copos por dia de água, sucos, chás), principalmente pela manhã e à tarde, evitando atrapalhar seu sono à noite.

Não adiar o horário de ir ao banheiro. Se este procedimento é feito repetidamente, passamos a não ter mais a vontade de ir ao banheiro (inibição do reflexo de decação).

Ao se levantar pela manhã, tomar água de ameixa preta seca e comê-la (1 ameixa de molho em 1 copo de água de um dia para o outro)

Dicas:

Se o intestino estiver preso

Não abuse de arroz branco, farinhas, batata, mandioca, pão branco, tortas, bolos, macarrão e outras massas, doces, bolachas.

Evite limão, banana-prata, banana-/maçã, jabuticaba, goiaba (polpa, caroço), produtos de pastelaria, embutidos.

Obs.: Dependendo do caso, dificuldades em mastigar e engolir podem fazer com que frutas e hortaliças não sejam bem tolerados. Entretanto, suco de ameixa, laranja ou mamão e farelo de trigo em quantidade moderada (se bem tolerado, já que pode causar gases em algumas pessoas e diminuir a absorção de algumas vitaminas e minerais) podem ser incorporados na dieta, por serem laxativos naturais.

E quando ocorre excesso de gases intestinais?

Se houver formação de gases intestinais, observe estes alimentos: repolho, nabo, rabanete, cebola, brócolis, melão, melancia, queijos gordos (amarelados e/ou curados) ou outros. Procure não ingeri-los ao mesmo tempo, para identificação de qual pode ser o causador dos gases.

O farelo de trigo pode ser usado apenas moderadamente, já que pode causar gases intestinais e diminuir a absorção de algumas vitaminas e minerais.

Obs.: Ao comer, beber líquidos ou falar depressa, podemos engolir ar e contribuir para o acúmulo de gases no aparelho digestivo. Portanto, CALMA!!!!!!!

Grupo de cereais

Este grupo tem como principal função o fornecimento de energia ao nosso organismo. Ele engloba alimentos ricos em carboidrato, que é um nutriente. Aqui estão arroz, milho, centeio, trigo, aveia, farinhas e todos os seus produtos (pães, bolachas, bolos, polenta, angu, tortas, farofa e outros).

DICA: O parkinsoniano tem tendência a perder peso. O grupo de cereais, juntamente com as carnes e os laticínios, contribui para a recuperação do peso.

Gorduras

As gorduras têm função de isolantes térmicos, formação de hormônios, transporte de vitaminas lipossolúveis (dissolvidas em gorduras) e de fornecer energia para o funcionamento do organismo, assim como o carboidrato. Elas devem ser usadas em pequenas quantidades na alimentação pois em excesso podem favorecer a ocorrência de obesidade e elevar os níveis de colesterol sangüíneo, que é risco para doenças cardiovasculares.

ONDE ENCONTRAMOS AS GORDURAS?

As gorduras podem ser de origem animal (creme de leite, manteiga, banha, bacon) ou vegetal (óleos de soja, de canola, de milho, de girassol, azeite, margarina). Também estão presentes nas frutas oleaginosas (nozes, amêndoas, amendoim, castanhas).

As gorduras vegetais não contêm colesterol.

Apenas as gorduras animais possuem colesterol. Assim, o ovo, as carnes, os leite integrais e queijos, as vísceras, a maionese (feita com ovo) e os embutidos também possuem uma quantidade significativa de colesterol e não devem ser ingeridos abusivamente.

Devem-se preferir as gorduras vegetais, porque não contêm colesterol e possuem maior quantidade de gorduras insaturadas que saturadas. Estas últimas constituem risco para doença cardiovascular.

O QUE SÃO GORDURAS SATURADAS?

As gorduras saturadas são gorduras de consistência sólida à temperatura ambiente e são encontradas em todos os alimentos de origem animal (carnes, leite integral, queijo, creme de leite, bacon, manteiga) e em alguns alimentos de origem vegetal como o coco (leite de coco, gordura de coco), azeite de dendê, gordura vegetal hidrogenada e óleos usados repetidamente para frituras. Podem propiciar risco de doenças cardiovasculares, assim como o colesterol.

Qual quantidade de colesterol podemos ingerir diariamente?

A quantidade de colesterol que podemos ingerir diariamente é de 300 mg, se não tiver nenhum problema de colesterol elevado.

Capítulo 26

Confira sua ingestão:

Alimento	Quantidade	Colesterol (mg)
Leite desnatado	1 xícara de chá (200 ml)	6*
Leite integral	1 xícara de chá (200 ml)	22*
Manteiga	1 colher de sopa rasa (19 g)	47,5*
Margarina	1 colher de sopa rasa (17 g)	11*
Maionese	1 colher de sopa rasa (17 g)	8,5**
Ostras	90 g	61**
Pescada	90g, (fatia média)	58,5**
Carne de porco	90 g	99,9**
Carnes	90 g, (fatia média)	63*
Camarão	90 g, (3 unidades médias)	112,5*
Miúdos de frango	90 g	354**
Ovo (gema)	1 gema, 1 ovo (20 g)	300*
Fígado	90 g, (fatia média)	270*
Queijo minas	Fatia média (30 g)	23**
Queijo prato	Fatia média (30 g)	31**
Mussarela	Fatia média (30 g)	23**
Requeijão cremoso	1 colher de sopa (15 g)	2,25*
Ricota	Fatia média (35 g)	18**

Fonte: (*) WILLIAMS, S. R. Fundamentos de nutrição e dietoterapia. 6ª ed. Artes Médicas. Porto Alegre, 1997. (**) UNITED STATES OF AMÉRICA. Departament of agriculture. Human Nutrition Information Service: Composition of foods, Raw, processed, prepared. Agriculture Handbook nº 1-16. Revised 1976-1986.

O que posso fazer para reduzir o colesterol?

Fazer alguma atividade física.

Diminuir o consumo de frituras, preferindo os alimentos cozidos.

Aumentar o consumo de frutas, hortaliças e cereais como aveia, "All Bran".

Fazer uso de produtos com baixo teor de gorduras:

Leite, iogurte e coalhada desnatados, ricota, queijo Minas "light";

Frango sem pele, carne de boi sem gorduras, peixes sem pele;

Margarinas cremosas (de preferência as do tipo "light", como BECEL)

5. Evitar os seguintes alimentos:

Leite, iogurte e coalhadas integrais;

Queijos gordos tipo mussarela, prato, requeijão integral, minas gordo, parmesão, gorgonzola e outros;

Embutidos (salames, presuntos, mortadela);

Carnes gordurosas, vísceras, hambúrgueres;

Frutos do mar (camarão, lagosta, ostra);

Gema de ovo, maionese, cremes de leite, patês;

Manteiga, banha, toucinho;

Pães e bolos com recheios de cremes.

Capítulo 27

A perda de peso na doença de Parkinson

Com o aumento da idade, a quantidade de energia que necessitamos vai diminuindo. Há diminuição de músculos, aumento na gordura corporal e lentidão no funcionamento dos órgãos, que faz com que tenhamos de comer menos. Isto se dá no envelhecimento normal. Na doença de Parkinson pode ser diferente. O parkinsoniano tem facilidade maior para perder peso. Esta situação deve ser observada com muito cuidado. O organismo do parkinsoniano gasta mais energia devido aos movimentos involuntários anormais e à rigidez muscular. Além disso, podemos ter outros fatores, já citados, influenciando nesta perda de peso, como depressão ou outros distúrbios de comportamento (falta de vontade e motivação para se alimentar), problemas de dentição, mastigação e deglutição; uso de medicamentos, interferindo na absorção intestinal de nutrientes; efeitos colaterais da medicação (náuseas e vômitos), interferindo no apetite.

O QUE DEVEMOS FAZER SE HOUVER PERDA DE PESO?

Ocorrendo perda de peso, deve-se ingerir mais alimentos que possam manter o peso normal, evitando a perda acelerada. Podemos aumentar o consumo de alimentos ricos em carboidratos, por serem energéticos:

Pães, bolachas, bolos;

Mingaus à base de farinhas (de preferência aveia, Neston), misturados com frutas e mel;

Batatas, arroz com feijão e massas;

Leite integral enriquecido com Nescau, farinha Láctea ou outros.

Os leites e iogurtes integrais podem ajudar no ganho de peso (se não houver problemas de colesterol), pelo maior conteúdo calórico que possuem, em comparação com os desnatados.

DICA: Procure o nutricionista e informe o seu médico. Esta pode ser uma situação de risco para desnutrição, infecções e outros problemas de saúde.

Procure pesar-se pelo menos uma vez por mês.

Capítulo 28

ATENÇÃO FAMILIARES E CUIDADORES!!

Os familiares ou cuidadores devem encorajar o parkinsoniano a se alimentar. Porém, se o peso corporal estiver muito acima do normal, é necessário cautela e dieta para que ele não aumente ainda mais. O Excesso de peso pode dificultar a movimentação e o trabalho do cuidador.

Secura da boca e/ou hipersalivação

O uso de vários medicamentos e as próprias alterações fisiológicas do envelhecimento podem provocar secura na boca ou hipersalivação. Na doença de Parkinson, a perda automática do controle dos movimentos da face e o enrijecimento podem ocasionar perda de saliva pela boca, por dificuldade em engoli-la.

O QUE DEVEMOS FAZER PARA DIMINUIR A SECURA NA BOCA?

No caso de secura intensa da boca, podemos intervir como segue:

Beba em média 8 copos de água por dia (incluindo sucos cobaixo teor de açúcar, chás de ervas).

A reposição de líquidos é necessária na hipersalivação, já que há grande perda pela boca.

Ingerir alimentos mais sólidos, aqueles que nos fazem mastigar mais. Desta forma, a salivação é estimulada, pois ela ajuda no processo digestivo dos alimentos. Consumir bolachas Cream Crackers, bifes, biscoitos duros e outros.

Quando a boca estiver muito ressecada, chupar balas (de preferência sem açúcar), não esquecendo de escovar os dentes logo depois.

Fazer uma boa higiene bucal diariamente e verificar se as próteses dentárias estão bem adaptadas.

Mastigar bem os alimentos para estimular a salivação.

Alimentos frios podem ser úteis para estimular a salivação, além de sucos ou frutas cítricas (laranja, limão, tangerina, etc.) e doces.

Diminuir o consumo de alimentos muito secos (farinhas e outros).

Umedecer os alimentos mais secos em bebidas.

Mastigar os alimentos com auxílio de bebidas (sucos de frutas, chás, leite, água).

Evitar alimentos salgados ou condimentados.

Capítulo 29

A rigidez da face, dificuldades de mastigação e deglutição

Na doença de Parkinson, encontramos algumas alterações motoras que podem dificultar a alimentação adequada. O enrijecimento da face dificulta a mastigação e a deglutição apresenta-se deficiente, provocando engasgos com freqüência. A passagem do alimento do esôfago até o estômago fica mais demorada.

COMO AMENIZAR AS DIFICULDADES?

No caso de secura intensa da boca, podemos intervir como segue:

Tente evitar situações que causam ansiedade na hora das refeições. Coma em um local calmo, sem sons altos e luzes fortes, e mastigue bem os alimentos. Assim você pode evitar engasgar-se com alimentos mal mastigados ou em pedaços grandes e ingeridos com muita pressa. O cuidador deve servir a refeição com calma, sem movimentos repentinos ou brusco/s.

Se houver grande dificuldade de mastigação, procure picar, amassar, bater no liquidificador, desfiar ou moer os alimentos mais difíceis de ingerir inteiros. Mas lembre-se: isto só deverá ser feito se não houver mesmo possibilidade de mastigação. Esta função é importantíssima para preservação dos dentes, da salivação, para estimulação labial, para prevenir engasgamento e para o funcionamento intestinal normal. Portanto, a ingestão de alimentos sólidos deve ser estimulada.

Evite sopas pouco densas. Prefira sopas com vegetais ou carne que p/ossam ser mastigados e que são mais facilmente engolidos.

Se necessário, faça uso de canudinhos para facilitar a deglutição.

Alimentos secos podem ser difíceis de engolir. Se assim for, ajude com alagum suco, leite, chá ou água, de preferência gelados.

Dificuldades motoras com a mão e os braços;

problemas posturais

A rigidez das mãos e dos braços faz com que as dificuldades em cortar os alimentos, segurar os talheres e conduzi-los até a boca e de volta ao prato diminua a vontade e a capacidade de se alimentar sozinho.

A rigidez muscular contribui para a existência de problemas de postura. Como os controles da cabeça e do tronco são essenciais para se alimentar, os problemas posturais contribuem para aumentar os problemas alimentares.

Capítulo 30

O POSICIONAMENTO PARA SE ALIMENTAR PODE SER MELHORADO:

No caso de secura intensa da boca, podemos intervir como segue:

Mantenha os pés adequadamente apoiados;

Verifique se a altura da mesa está adequada;

Mantenha-se sentado bem próximo à mesa;

Os braços devem ser colocados próximos ao corpo, descansando sobre o colo;

A cabeça e o tronco devem estar na posição mais vertical possível;

A cabeça deve estar ligeiramente inclinada para frente;

Pratos com ventosas (para fixar na mesa), colheres, garfos e facas especiais e outros recursos adaptativos:

Talheres de cabo grosso

Copos grandes, de plástico e com alças

Obs.: Exercícios físicos podem ajuda-lo a melhorar a musculatura e, conseqüentemente, seus movimentos. Caminhadas, jardinagem, fisioterapia e/ou outros orientados pelo fisioterapeuta podem ajuda-lo a realizar com mais facilidade as Atividades diárias, como cozinhar, comer, carregar sacolas, vestir-se.

Observações es-peciais:

Alguns parkinsonianos podem apresentar confusão mental (efeito de drogas anticolinérgicas, como Artane, Akineton) em certa fase da doença. Desta forma, podem esquecer se já comeram ou não. Esta situação pode ser difícil tanto para o parkinsoniano como para o cuidador. Existem algumas maneiras de tornar um pouco mais fácil o controle da rotina alimentar. O cuidador deve ajudar o parkinsoniano da seguinte forma:

Manter horários regulares para as refeições e comer junto, se possível.

Se ele quiser começar uma refeição logo após a/ outra, deixar algumas louças na pia e mostrar os restos de comida, indicando que ele já comeu.

No caso de querer comer somente certos alimentos, é necessário perguntar ao nutricionista ou ao médico sobre a dieta e a necessidade de usar suplementos.

Não se preocupar com certas etiquetas à mesa. Pode ser mais fácil comer com a /colher do que com garfo e faca.

Oferecer alimentos de textura uniforme para evitar que o paciente se confunda com os pastosos e sólidos dados ao mesmo tempo. Ele pode engolir inteiro, em vez de mastigar, e engasgar.

Verificar se o alimento dado não está quente demais, a ponto de queimar a boca. Se isto acontecer, ele poderá ficar com medo e com frequência se recusará a comer.

Náuseas, queimação no estômago e vômitos

A ocorrência destes sintomas depende da medicação usada e da maneira de tomá-la. Os medicamentos à base de levodopa (Sinemet, Prolopa, Cronomet, Carbidopa/Levod/opa Genérico), anticolinérgicos (Triexidyl, Akineton, Mantidan entre outros), agonistas dopaminérgicos (Parlodel, Celance, Mirapex, Sifrol entre outros), e ainda o tolcapone, princípio ativo do Tasmar (inibidores da enzima COMT = catecol-o-metil-transferase, que provoca flutuações no tratamento) são os principais causadores. A associação de vários medicamentos ao mesmo tempo aumenta o risco de distúrbios gastrointestinais.

Portanto, devemos seguir os seguintes passos:

Não comer grandes quantidades de alimentos de uma só vez. Devemos fazer 5 a 6 pequenas refeições durante o dia no lugar de apenas 3 refeições grandes. Podemos comer menos no almoço e no jantar e introduzir pequenos lanches leves (frutas, sucos, vitaminas de frutas com leite, bolachas) no meio da manhã e da tarde.

Nunca dormir de estômago vazio. Tomar pelo menos um copo de leite ou iogurte, ou chá com bolachas, ou comer uma fruta. Porém, evitar comer demais antes de dormir.

Evitar alimentos que possam aumentar os sintomas de náusea: alimentos picantes demais (picles, azeitonas, molhos de pimenta, molho inglês, catchup, mostarda, etc.) café, chá preto ou embutidos (presuntos, sais salames), doces muito concentrados, bolachas recheadas, frituras e alimentos muito gordurosos, etc..

Se os enjôos estiverem muito evidentes, evite tomar os medicamentos de estômago totalmente vazio. Comer bolachas ou frutas, ou tomar suco junto com a medicação. Desta forma os e colaterais podem ser amenizados.

Evitar líquidos durante ou logo após as refeições.

Exemplo de cardápio

Refeição	Alimentos	Substituições
Lanche da manhã	Maçã	maçã
		Pêra, kiwi, abacaxi
Almoço	Arroz	Batata, massa, polenta
	Feijão	
		Lentilha, ervilha seca
	Bife grelhado	
		Frango, peixe
	Cenoura cozida	
	Alface	Chuchu, beterraba, jiló
	Laranja	
		Agrião, rúcula
		Melancia, melão, uva
Jantar	Arroz	Pão
	Feijão	Peito de peru
	Frango	Alface
	Abobrinha	Tomate
	Tomate	Caqui
	Mexerica	

Refeição	Alimentos	Substituições
Café da manhã	Leite	
	Pão francês	Torrada, av
	Queijo	Margarina
	Mamão	Laranja, ban
Lanche noturno	Leite	Iogurte, queijo

ATENÇÃO !!!!!!!!

Este é o exemplo de um cardápio adequado e está sem as quantidades porque elas são individualizadas. Cada pessoa necessita de uma quantidade específica de alimentos para satisfazer suas necessidades energéticas e nutricionais.

Procure variar ao máximo a sua alimentação para receber todos os nutrientes e evitar possíveis carências.

Coma diariamente frutas (pelo menos 3 unidades); verduras cruas (2 porções); verduras cozidas (2 porções); pães, bolachas; arroz, polenta ou macarrão (4 porções à sua escolha); feijão, lentilha, grão de bico, ervilha seca (1 a 2 porções à sua escolha); carnes (1 a 2 porções); leite, queijo, iogurte (3 a 6 porções).

Faça de 5 a 6 pequenas refeições ao dia, evitando comer grandes quantidades de alimentos de uma só vez.

Não deixe de fazer nenhuma refeição durante o dia.

Procure ingerir uma média de 8 copos de água por dia (pode ser em forma de sucos não muito açucarados ou chás).

Se estiver sem apetite, tente mais um pouco e, se for preciso, espere mais um pouco.

Se estiver perdendo peso, procure o nutricionista e avise o seu médico.

Se o intestino estiver preso, observe as orientações para melhorar seu funcionamento. Não desista e procure seguir todas as indicações. Procure fazer alguma atividade física agradável: fisioterapia, caminhada, exercícios na água, atividades domésticas ou qualquer outra.

Não use laxantes sem prescrição médica.

Evite o uso de doces, açúcar, frituras e gorduras em excesso. Substitua estas guloseimas por alimentos mais saudáveis, como frutas, pães, leites, iogurtes, queijos magros. Dê preferência às carnes assadas, grelhadas ou cozidas preparadas com pequena quantidade de óleo.

Cozinhe com óleos vegetais de qualquer tipo (soja, milho, canola, girassol), pois não contêm colesterol.

Não exagere na quantidade de sal na hora de cozinhar e evite ingerir com freqüência salgadinhos, salames, embutidos, enlatados, carnes salgadas e outros alimentos salgados. Use mais temperos à base de ervas aromáticas (salsa, cebolinha, coentro, hortelã, manjericão e outros).

No lugar de gorduras animais (banha, toucinho, manteiga) prefira

óleos vegetais (soja, milho, canola, azeite, girassol) e margarina vegetal, de preferência do tipo "light".

Evite o consumo exagerado de alimentos industrializados (embutidos, enlatados e outros).

Evite o uso de alimentos ricos em cafeína (café, coca-cola, chá preto e mate), especialmente no fim de tarde e à noite, para não atrapalhar o sono.

Evite o consumo excessivo de sal. Se você for hipertenso (mesmo tomando medicamentos), deve tomar cuidado com aqueles alimentos que já vêm preparados (presuntos, salames, salgadinhos, carnes salgadas, queijos salgados, alimentos enlatados, ervilha, azeitona).

Você é o responsável saúde. Seja independente de acordo com as suas limitações, aceitando ajuda de amigos, familiares e profissionais de saúde, se necessário.

Após terem lido este manual, esperamos que vocês parkinsonianos, amigos, familiares e cuidadores possam realizar mudanças importantes no seu estilo de vida e alimentação, a fim de melhor controlar as intercorrências da doença.

Vimos aqui abordagens diversas sobre os problemas alimentares que ocorrem durante o curso da doença. Podemos encontrar pessoas com todos eles ou com parte deles. Conforme o grau de dependência do parkinsoniano, dos cuidados anteriores com a qualidade da alimentação e da aceitação das trocas sugeridas e necessárias, mudaremos antigos hábitos, de forma particular. Cada indivíduo tem hábitos alimentares que podem divergir, e muito, daqueles do seu colega. Percebemos isto nos sintomas e manifestações da doença, assim como nos efeitos colaterais dos medicamentos, nas respostas ao tratamento e na evolução da doença. Não existe "solução única", já que sabemos da complexidade da Doença de Parkinson. Há necessidade de cuidados especiais, já que estamos diante de uma situação especial, decorrente de alterações que podem agravar-se se não confiarmos nas mudanças possíveis. As autoras

Bibliografia

PEREIRA FAI, CERVATO AC. Recomendações nutricionais. In: PAPALÉO NETTO M, editor. Gerontologia. São Paulo: Atheneu; 1996.p.248-61.

HATCHER LF, EINEN DG. La Corretta Alimentazione nel Morbo di Parkinson. Associazione Italiana Parkinsoniani (The American

Parkinson Disease Association c.);1993.

NORBERG A, ATHLIN E, WINBLAD B A Model for the Assessment of Eating Problems in Patients with Parkinson´s Disease. Journal of Advanced Nursing 1987; 12: 473-81.

LIMONGI JCP. Doença de Parkinson: como diagnosticar e tratar. Rev. Bras. Med 1993; 50 (9)1078-84.

Boletim Associação Brasil Parkinson, n.16, 1998 (Problemas do Trânsito Intestinal e Doença de Parkinson), P.06, (Matéria de autoria do Dr. Vitaux, publicada no Boletim n. 53 da Association France Parkinson, tradução da Prof. Teresa de Freitas Limongi)

COITINHO DC et al. Condições Nutricionais da População Brasileira: Adultos e Idoso. INAM (Instituto Nacional de Alimentação e Nutrição). Brasilia, 1991.

JUNCOS JL er al. Levodopa methyl ester treatment of Parkinson´s disease. Neurology 1987; 37: 1242-45.

MARUCCI MFN e GOMES MMBC. Interação Droga-Nutriente em Idosos. In: PAPALÉO NETTO M, editor. Gerontologia. São Paulo (SP): Atheneu; 1996. p.273-83.

CERVATO AM et al. A Alimentação na Terceira Idade. São Paulo: Faculdade de Saúde Pública (USP); 1997.

Extraído na íntegra do livro:

A Alimentação na Doença de Parkinson

Autores:

Estefânia Maria Soares Pereira, Cláudia Carvalheira Farhud e Maria de Fátima Nunes Marucci

Apolo Laboratório Boehringer Ingelheim

Capítulo 31

Diabetes

O que é Diabetes?

Fonte: https://www.endocrino.org.br/o-que-e-diabetes/

Diabetes Mellitus é uma doença caracterizada pela elevação da glicose no sangue (hiperglicemia). Pode ocorrer devido a defeitos na secreção ou na ação do hormônio insulina, que é produzido no pâncreas, pelas chamadas células beta. A função principal da insulina é promover a entrada de glicose para as células do organismo de forma que ela possa ser aproveitada para as diversas atividades celulares. A falta da insulina ou um defeito na sua ação resulta em acúmulo de glicose no sangue, o que chamamos de hiperglicemia.

Classificação do Diabetes

Sabemos hoje que diversas condições que podem levar ao diabetes, porém a grande maioria dos casos está dividida em dois grupos: Diabetes Tipo 1 e Diabetes Tipo 2.

Diabetes Tipo 1 (DM 1)

- Essa forma de diabetes é resultado da destruição das células beta pancreáticas por um processo imunológico, ou seja, pela formação de anticorpos pelo próprio organismo contra as células, beta levando a deficiência de insulina. Nesse caso podemos detectar em exames de sangue a presença desses anticorpos que são: ICA, IAAs, GAD e IA-2. Eles estão presentes em cerca de 85 a 90% dos casos de DM 1 no momento do diagnóstico. Em geral costuma acometer crianças e adultos jovens, mas pode ser desencadeado em qualquer faixa etária.

O quadro clínico mais característico é

de um início relativamente rápido (alguns dias até poucos meses) de sintomas como: sede, diurese e fome excessivas, emagrecimento importante, cansaço e fraqueza. Nesses pacientes, a insulina é produzida pelas células beta pancreáticas, porém, sua ação está dificultada, caracterizando um quadro de resistência insulínica. Isso vai levar a um aumento da produção de insulina para tentar manter a glicose em níveis normais. Quando isso não é mais possível, surge o diabetes. A instalação do quadro é mais lenta e os sintomas - sede, aumento da diurese, dores nas pernas, alterações visuais e outros - podem demorar vários anos até se apresentarem. Se não reconhecido e tratado a tempo, também pode evoluir para um quadro grave de desidratação e coma. Esse quadro mais grave é conhecido como *Cetoacidose Diabética* e necessita de internação para tratamento.

Diabetes Tipo 2 (DM 2)

Nesta forma de diabetes está incluída a grande maioria dos casos (cerca de 90% dos pacientes diabéticos). Nesses pacientes, a insulina é produzida pelas células beta pancreáticas, porém, sua ação está dificultada, caracterizando um quadro de resistência insulínica. Isso vai levar a um aumento da produção de insulina/ para tentar manter a glicose em níveis normais. Quando isso não é mais possível, surge o diabetes. A instalação do quadro é mais lenta e os sintomas - sede, aumento da diurese, dores nas pernas, alterações visuais e outros - podem demorar vários anos até se apresentarem. Se não reconhecido e tratado a tempo, também pode evoluir para um quadro grave de desidratação e coma .

Ao contrário do Diabetes Tipo 1, há geramente associação com aumento de peso e obesidade, acometendo principalmente adultos a partir dos 50 anos. Contudo, observa-se, cada vez mais, o desenvolvimento do quadro em adultos jovens e até crianças. Isso se deve, principalmente, pelo aumento do consumo de gorduras e carboidratos aliados à falta de atividade física. Assim, o endocrinologista tem, mais do que qualquer outro especialista, a chance de diagnosticar o diabetes em sua fase inicial, haja visto a grande quantidade de pacientes que procuram este profissional por problemas de obesidade.

Outros Tipos de Diabetes - Outros tipos de diabetes são bem mais raros e incluem defeitos genéticos da função da célula beta (MODY 1, 2 e 3), defeitos genéticos na ação da insulina, doenças do pâncreas (pancreatite, tumores pancreáticos, hemocromato se), outras doenças endócrinas (Síndrome de Cushing, hipertireoidismo, acromegalia) e uso de certos medicamentos.

Diabetes Gestacional

Atenção especial deve ser dada ao diabetes diagnosticado durante a gestação. A ele é dado o nome de Diabetes Gestacional. Pode ser transitório ou não e, ao término da gravidez, a paciente deve ser investigada e acompanhada. Na maioria das vezes ele é detectado no 3o trimestre da gravidez, através de um teste de sob/recarga de glicose. As gestantes que tiverem história prévia de diabetes gestacional, de perdas fetais, má formações fetais, hipertensão arterial, obesidade ou história familiar de diabetes não devem esperar o 3° trimestre para serem testadas, já que sua chance de desenvolverem a doença é maior.

Como Posso Saber se Estou

Diabético?

O diagnóstico laboratorial pode ser feito de três formas e, caso positivo, deve ser confirmado em outra ocasião. São considerados positivos os que apresentarem os seguintes resultados:

1) glicemia de jejum > 126 mg/dl (jejum de 8 horas)

2) glicemia casual (colhida em qualquer horário do dia, independente da última refeição realizada (> 200 mg/dl em paciente com sintomas característicos de diabetes.

3) glicemia > 200 mg/dl duas horas após sobrecarga oral de 75 gramas de glicose.

Existem ainda dois grupos de pacientes, identificados por esses mesmos exames, que devem ser acompanhados de perto pois tem grande chance de tornarem-se diabéticos. Na verdade esses pacientes já devem ser submetidos a um tratamento preventivo que inclui mudança de hábitos alimentares, prática de atividade física ou mesmo a introdução de medicamentos.

São eles:

(a) glicemia de jejum > 110mg/dl e < 126 mg/dl.

(b) glicemia 2 horas após sobrecarga de 75 gr de glicose oral entre 140 mg/dl e 200 mg/dl

O diagnóstico precoce do diabetes é importante não só para prevenção das complicações agudas já descritas, como também

para a prevenção de complicações crônicas.

O Acompanhamento Médico

É importante que o paciente compareça às consultas regularmente, conforme a determinação médica, nas quais ele deverá receber orientações sobre a doença e seu tratamento. Só um especialista saberá indicar de forma correta:

- a orientação nutricional adequada,
- como evitar complicações,
- como usar insulina ou outros medicamentos,
- como usar os aparelhos que medem a glicose (glicosímetros) e as canetas de insulina,
- fornecer orientações sobre atividade física,
- fornecer orientações de como proceder em situações de hipo e de hiperglicemia.

Esse aprendizado é fundamental não só para o bom controle do diabetes como também para garantir autonomia e independência ao paciente. É muito importante que ele realize suas atividades de rotina, viajar ou praticar esportes com muito mais segurança. É importante o envolvimento dos familiares com o tratamento do paciente diabético, visto que, muitas vezes, há uma mudança de hábitos, requerendo a adaptação de todo núcleo familiar.

Por que Tratar a Hiperglicemia

A hiperglicemia é a elevação das taxas de açúcar no sangue e que deve ser controlada. Sabe-se que a hiperglicemia crônica através dos anos está associada a lesões da microcirculação, lesando e prejudicando o funcionamento de vários órgãos como os rins, os olhos, os nervos e o coração. Os pacientes que conseguem manter um bom controle da glicemia têm uma importante redução no risco de desenvolver tais complicações como já ficou demonstrado em vários estudos científicos.

Pacientes com Diabetes Tipo 2 não diagnosticado tem risco maior de apresentar acidente vascular cerebral, infarto do miocárdio e doença vascular periférica do que pessoas que não têm diabetes. Isso reforça a necessidade de um diagnóstico precoce que permita evitar tais complicações.

A Automonitorização

Para obter um melhor controle dos níveis glicêmicos, não basta o paciente apenas acreditar que está fazendo tudo corretamente ou ter a sensação de estar sentindo-se "bem". É necessário monitorar, no dia-a-dia, os níveis glicêmicos. Para isso, existem modernos aparelhos, os glicosímetros, de fácil utilização e que nos fornecem o resultado da glicemia em alguns segundos. Siga as orientações do seu médico quanto ao número de testes que deve ser realizado.

O objetivo desse controle não é só corrigir as eventuais hiperglicemias que ocorrerão, mas também tentar manter a glicemia o mais próximo da normalidade, sem causar ,hipoglicemia.

Quanto melhor o controle, maior o risco de hipoglicemia, daí a importância também da monitorização da glicemia mais vezes tanto para evitar a hipo, como também para que não se coma em excesso na correção dela, o que invalidaria os esforços para manter o controle. A monitorização permite que o paciente, individualmente, avalie sua resposta aos alimentos, aos medicamentos (especialmente à insulina) e à atividade física praticada.

Exames de Rotina

De acordo com a necessidade, as consultas devem ser mensais, bimestrais ou trimestrais, com eventuais contatos por telefone ou fax, com envio da monitorização glicêmica. Nas consultas são solicitados os exames que devem incluir a glicemia, a hemoglobina glicada trimestral (que dá a média da glicemia diária nos últimos 2 a 3 meses), função renal anual (uréia, creatinina, pesquisa de micral-buminúria), perfil lipídico anual ou semestral, avaliação oftalmológica anual, avaliação cardiológica. Os demais exames devem ser solicitados de acordo com a necessidade individual do paciente.

Capítulo 32
Parkinson e Diabetes
Marco Brito, está Diabético.

Bem amigos, um belo dia do mês de Julho do ano 2012, estava eu fazendo pesquisa na internet e não sei o porque, pois não estava com nenhum desconforto, resolvi medir minha glicose. Fiquei assustado e preocupado aliás muito preocupado, visto que deu 420. Procurei o melhor especialista da cidade e marquei uma consulta isso, levou uns 10 dias e durante esse período foi indicado pelo amigo Waltinho um chá de pata de vaca, tomei até o dia da consulta.

Bem, del início ao tratamento e fiz exames sangue e urina fui medicado e até o momento Set/2018 está tudo sobre controle, exceto o peso, mas vou chegar lá..

Fiz uma planilha e um gráfico para acompanhar glicose.

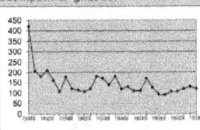

Definição Diabetes

É um distúrbio metabólico que pode ser de origem genética ou adquirida onde há um aumento da concentração de glicose no sangue (hiperglicemia).

Existem vários tipos de diabetes que são classificadas como: Tipo I, Tipo II, Tipo III ou I e I/2, gestacional entre outras. As Diabetes de Mellitus (aquelas que ocasionam um aumento de açúcar no sangue, como as citadas anteriormente) tem como causadores chamadas um mecanismo chamado de splicing alternativo. O mesmo ocorre logo após a transcrição do DNA pelo RNA mensageiro, onde esse é cortado com auxílio de enzimas em exons e introns e reformulado de diferentes maneiras o que caracteriza o splicing alternativo. O RNA mensageiro será traduzido no ribossomo e produzirá proteínas diversas com funções diferenciadas.No processo de remontagem, a sequência que corresponde a síntese da proteína insulina ou responsáveis pela produção de receptores de membrana podem não ser fabricadas ou produzidas de forma ineficiente, ocasionando a característica fenotípica observada nos portadores dessa doença.

Atualmente, a diabetes pode atingir um número significativo de pessoas. No Brasil, tornou-se uma questão de saúde pública.

Fonte:
http://dcntdiabetes.weebly.com/defin iccedilatildeo.html

Capítulo 33
Efeitos Colatereais dos Medicamentos para Parkinson

Efeitos colaterais dos medicamentos mais comumente usados para o tratamento do Parkinson.

- Levodopa (Prolopa (Assoc.), Prolopa HBS (Assoc.), Cronomet, Levocarb, Levodopa+Carbidopa (Med. Genérico), Sinemet) - antiparkinsoniano; associação de levodopa (antiparkinsoniano) e carbidopa (antiparkinsoniano); antidiscinético; [dopaminérgico; precursor de catecolamina]:
agitação; alucinações (sendo que estas podem exigir uma redução ou a descontinuação da droga); anemia hemolítica; ansiedade; ataxia (falta de coordenação muscular); aumento da frequência urinária; aumento da

pressão arterial; aumento ou retração do diâmetro das pupilas; boca seca; confusão mental; constipação intestinal; contrações musculares; corrimento nasal; delírio; demência; depressão severa; desconforto abdominal; diarréia; distúrbios psiquiátricos; dor ao engolir; dor de cabeça; dor na altura do estômago; ereção prolongada e dolorosa do pênis; euforia; excessivo (ou inadequado) comportamento sexual; fadiga; falta de apetite; flebite (inflamação da veia); fraqueza; gases; gosto amargo; hiperventilação; incontinência urinária; insônia; irregularidade cardíaca; mal-estar; movimento involuntário das pálpebras; movimento involuntário dos olhos; movimentos involuntários da face, da cabeça e do corpo; náusea; nervosismo; perda de memória; perda de peso (no início da terapia); queda de pressão ao se levantar; salivação excessiva; soluço; sonhos atrapalhados; tendência suicida; toxicidade hepática; transpiração escura; torpor; tremores; urina escura;

vermelhidão da pele; visão borrada; visão dupla; vômito.

- Biperideno, cloridrato de (Akineton, Cinetol) - antiparkinsoniano; antidiscinético; (anticolinérgico; amina terciária sinte tica]:
agitação; aumento da sensibilidade dos olhos à luz; boca seca; constipação; desorientação; distúrbio do humor; euforia; irritação do estômago; queda de pressão arterial; retenção de urina; sonolência; turvação da vista.

- Amantadina (Mantidan) - antiparkinsoniano; antidiscinético; [dopaminérgico; estimulante da liberação da dopamina; amina tricíclica]:
alucinação; ansiedade; ataxia (falta de coordenação muscular); boca seca; confusão mental; constipação intestinal; depressão; dificuldade de concentração; dor de cabeça; edema periférico; erupção na pele; fadiga; fala enrolada; falta de apetite;

fraqueza; frivolidade (idéias fúteis); insônia; insuficiência cardíaca congestiva; irritabilidade; náusea; perturbação visual; psicose; queda de pressão ao se levantar; respiração curta; retenção urinária; tontura; vômito.

- Triexifenidila (Artane) – antiparkinso; [anticolinérgico; amina terciária sintética]:
alucinação; aumento da pressão intraocular; aumento dos batimentos cardíacos; azia; boca seca; confusão mental e excitação (em idosos); constipação intestinal; dilatação das pupilas; distensão abdominal; dor ao engolir; dor de cabeça; hesitação ou retenção urinária; inquietação; insônia; náusea; nervosismo; palpitação; queda de pressão ao se levantar; sensibilidade à luz; tontura; visão borrada; vômito.

- Amitriptilina (Amytril, Limbitrol (Assoc.) Tryptanol) - antidepressivo tricíclico; [amina terciária]:
alteração no ` do coração; aumento da pressão arterial; aumento da pressão intraocular; aumento das mamas (em ambos os sexos); aumento dos batimentos cardíacos; bloqueio cardíaco; .boca seca; cólica abdominal; confusão mental; constipação intestinal; convulsão; cor amarelada na pele ou nos olhos; diarréia; dilatação das pupilas; diminuição do desejo sexual; dor de cabeça; excitação; falta de apetite; fraqueza; hemorragia; hipersensibilidade (erupção na pele, urticária, febre, edema); impotência; infarto do miocárdio; insuficiência cardíaca congestiva; náusea; nervosismo; neuropatia periférica (doença de nervos periféricos); palpitação; paralisia intestinal; queda de cabelos; queda de pressão ao se levantar; reações extrapiramidais (*); retenção urinária; sedação; sensibilidade à luz; sono movimentado; sonolência; sudorese; tontura; tremores; visão borrada; vômito; zumbido nos ouvidos. (*) reações extrapiramidais (parkinsonianas) (sintomas: dificuldade de falar ou de engolir;

perda do controle dos movimentos harmônicos; face sem expressão (como máscara); andar arrastado; inflexibilidade dos braços e pernas; tremor e agitação das mãos e dedos).

Fonte:
http://maldeparkinson.blogspot.com/2007/08/voc-sabe-o-que-est-engolindo-aqui-os.html

Capítulo 34

Conselhos aos Portadores de Parkinson e Diabetes

E é muito complicado. O Parkinson é uma doença muito difícil de ser tratada. Agora o Diabetes outra doença complicada, e no meu caso não apresento sintoma algum, esse que é o grande problema, chamado de doença silenciosa.

Minha glicose é muito alta. Ela fica em torno de 450, graças mesmo administrando insulina tipo NPH e SOS. A vida continua mesmo com problemas e no cotidiano tem de se conviver com tudo isso. Eu sempre comi doce+, mesmo porque minha mãe era fera nos deliciosos doces, eu abria uma lata de leite condensado eu fazia um furo na latinha e só me deliciando. O bem da verdade que é muito bom, e são coisas que não faço mais.

Capítulo 35

Nota do Autor

É, meus caros leitores, como o tempo passa; parece que foi ontem que escrevi a primeira edição dessa obra. Hoje em Dez/2018, muitas águas já se passaram de baixo da ponte, mas a luta continua, seja com a DP, Diabetes, seja na justiça, seja contra os laboratórios que, sequer participa o usuário daquela medicação foi retirada de circulação como é o caso do SINEMET (principal medicamento para os pacientes DP). Uma coisa que não dá para entender o por que a prefeitura não respeita a ordem do juiz, que segundo a sentença do processo 2004⁰0610003753 ele pode mandar prender o secretário de saúde e até mesmo o prefeito. Sem falar na multa

de R$ 500,00 (quinhentos Reais) por dia. Ou a justiça não faz valer sua ordem, ou a prefeitura tem muito poder. Isso é muito ruim pois essa obrigação é constitucional. O que me motivou a escrever essa obra é passar minha experiência com a DP e a observação nesses 20 anos, de que os portadores da DP tendem a se isolar em casa e não gostam de tocar no assunto. Preocupado com a situação, intitulei o presente trabalho de O MEDO CHAMADO PARKINSON.

As informações aqui reunidas foram extraídas de artigos na Internet, jornais, livros, revista e outras fontes institucionais. Exploro o mínimo possível a parte científica. Acredito que o leitor apreciará um pouco m+ais, se descobrir o dia a dia do portador do Mal de Parkinson. Eis, aí, o motivo de acentuar com mais profundidade o lado pessoal da minha rotina junto à família, aos amigos e à sociedade em geral.

Ao conhecer o diagnóstico do mal que me afligia, levei uma pancada, mas não deixei a peteca cair. Se você convive numa família onde se cultiva o amor, a harmonia e a fé, torna-se mais fácil a condução de uma doença que, infelizmente, ainda impõe sérias barreiras para ser tratada.

Casado desde dezembro de 1983, encontro na minha mulher extrema dedicação à família, preocupada com o futuro de nossos filhos e com o meu estado de saúde. Daí meu vivo reconhecimento e indisfarçável sentimento de amor por Teresa. A sua paciência traz-me tranquilidade, faz-me feliz para enfrentar com coragem o grande desafio de construir um lar. Sinto a paz no coração de minha mulher.

Apesar de reconhecer que o Parkinson tem uma ramificação enorme de sintomas, sei, também, que cada caso é um caso.

Hoje, conheço o limite da minha existência e sei também que "é fácil os felizes aconselharem paciência aos que sofrem". Mas tudo isso é fruto de quem tenha uma família que o apoie. No meu lar, somos todos felizes.

Sou uma pessoa com alto astral. Onde chego, as pessoas percebem que o clima muda para cima. Trabalhei durante 26 anos na ESSO BRASILEIRA, onde criei amizades, como também no Clube Comary, onde faço parte da diretoria. Nessas instituições, todos gostam muito de mim e me admiram pela minha força de vontade de viver e superar essa doença complicada.

Aqui em casa somos devotos de Sta. Rita de Cássia; não somos católicos de frequentar igreja assiduamente, mas sabemos como conduzir a fé e respeitar os ensinamentos da Igreja. Alguém me disse: "Como pode um rapaz jovem, portador de doença tão grave, ser alegre e feliz?" Respondi: "É fácil você se sentir feliz. Basta relacionar-se bem com as pessoas e viver num lugar onde se sinta bem." Moro numa cidade serrana, de clima frio e linda+, chamada Teresópolis, no Estado do Rio, a 90 km da Capital. No bairro onde moro, Granja Comary, está sediada a CBF, bem próximo à minha residência. Todas as manhãs vou conversar com meu amigo Tião, funcionário da entidade esportiva mencionada, um homem calmo, educado, sempre oferecendo uma água gelada a quem o visite. Trata-se de um local privilegiado, devido às suas inúmeras belezas. Sei que tenho as minhas limitações de espaço geográfico, mas me sinto muito feliz no meu mundo.

"Apesar do mal de Parkinson, estou de bem com a vida"

"É fácil aos felizes aconselhar paciência aos que sofrem".

FONTE:
http://www.cadastro.abneuro.org/site/conteud
o.asp?id_secao=1&id_conteudo=34&ds_secao

Capítulo 36

O que é Doença de Parkinson (DP)?
A Doença de Parkinson é uma doença degenerativa do sistema nervoso central, crônica e progressiva. É causada por uma diminuição intensa da produção de dopamina, que é um neurotransmissor (substância química que ajuda na transmissão de mensagens entre as células nervosas). A dopamina ajuda na realização dos movimentos voluntários do corpo de forma automática, ou seja, não precisamos pensar em cada movimento que nossos músculos realizam, graças à presença dessa substância em nossos cérebros. Na falta dela, particularmente numa pequena região encefálica chamada substância negra, o controle motor do indivíduo é perdido, ocasionando sinais e sintomas característicos, que veremos adiante.

Qual é a causa dessa intensa diminuição na quantidade de dopamina?
Com o envelhecimento, todos os indivíduos saudáveis apresentam morte progressiva das células nervosas que produzem dopamina. Algumas pessoas, entretanto, perdem essas células (e conseqüentemente diminuem muito mais seus níveis de dopamina) num ritmo muito acelerado e, assim, acabam por manifestar os sintomas da doença. Não se sabe exatamente quais os motivos que levam a essa perda progressiva e exagerada de células nervosas (degeneração), muito embora o

empenho de e

studiosos deste assunto seja muito grande. Admitimos que mais de um fator deve estar envolvido no desencadeamento da doença. Esses fatores podem ser genéticos ou ambientais.

Parkinson é genética?
Embora já sejam conhecidos alguns genes relacionados com a ocorrência da Doença de Parkinson, ela habitualmente não é uma doença hereditária. Apenas ocasionalmente há diversos casos da doença numa mesma família e, em geral, trata-se de casos com início precoce (abaixo dos 40 anos de idade). Assim, devemos entender que não++ há como definir um risco real para filhos de pacientes também virem a desenvolver a doença, ou seja, a presença de um doente na família não aumenta o risco da doença em nenhum indivíduo. Os genes que favorecem o desenvolvimento da doença possivelmente devem agir de forma indireta, juntamente com outros fatores. Entre estes, destacam-se fatores ambientais, como contaminação com agentes tóxicos (agrotóxicos e resíduos químicos, por exemplo).

Quais são os sintomas da DP?
O quadro clínico basicamente é composto de quatro sinais principais: tremores; acinesia ou bradicinesia (lentidão e diminuição dos movimentos voluntários); rigidez (enrijecimento dos músculos, principalmente no nível das articulações); instabilidade postural (dificuldades relacionadas ao equilíbrio, com quedas freqüentes). Para o diagnóstico não é necessário entretanto que todos os elementos estejam presentes, bastando dois dos três primeiros itens citados.
Esse conjunto de sinais e sintomas neurológicos é chamado de síndrome parkinsoniana ou parkinsonismo. Doenças diferentes2 e causas muito diversas podem produzir essa síndrome parkinsoniana. Entretanto, a principal causa dessa síndrome é a própria Doença de Parkinson, em

aproximadamente 70% dos casos. Os demais casos relacionam-se a enfermidades ou condições clínicas nas quais os sintomas são semelhantes, porém outras características estão presentes e a história clínica e a evolução vão ajudar no diagnóstico diferencial. Portanto, quando um médico faz menção ao parkinsonismo ou síndrome parkinsoniana, ele não estará necessariamente se referindo à Doença de Parkinson. Uma causa importante de parkinsonismo secundário é o uso de certos medicamentos (por exemplo, algumas das drogas usadas para vertigens, tonturas e doenças psiquiátricas e alguns remédios para hipertensão). A importância de se identificar esses casos é que os sintomas são potencialmente reversíveis com a interrupção dos medicamentos que os causaram.

Como os sintomas da DP se manifestam?
A Doença de Parkinson costuma instalar-se de forma lenta e progressiva, em geral em torno dos 60 anos de idade, embora 10% dos casos ocorram antes dos 40 anos (parkinsonismo de início precoce) e até em menores de 21 anos (parkinsonismo juvenil). Ela afeta ambos os sexos e todas as raças. Os sintomas aparecem inicialmente só de um lado do corpo e o paciente normalmente se queixa que "um lado não consegue acompanhar o outro". O tremor é caracteristicamente presente durante o repouso, melhorando quando o paciente move o membro afetado. Não está, entretanto, presente em todos os pacientes com Doença de Parkinson, assim como nem todos os indivíduos que apresentam tremor são portadores de tal enfermidade. O paciente percebe que os movimentos com o membro afetado estão mais difíceis, mais vagarosos, atrapalhando nas tarefas habituais, como escrever (a letra torna-se pequena), manusear talheres, abotoar roupas. Sente também o lado afetado mais pesado e mais enrijecido. Esses sintomas pioram de intensidade,

afetando inicialmente outro membro do mesmo lado e, após alguns anos, atingem o outro lado do corpo. O paciente também pode apresentar sintomas de dificuldade para andar (anda com passos pequenos) e alterações da fala.

São necessários exames complementares para o diagnóstico da DP?

O diagnóstico da Doença de Parkinson é basicamente clínico, baseado na correta valorização dos sinais e sintomas descritos. O profissional mais habilitado para tal interpretação é o médico neurologista, que é capaz de diferenciá-los do que ocorre em outras doenças neurológicas que também afetam os movimentos. Os exames complementares, como tomografia cerebral, ressonância magnética etc., servem apenas para avaliação de outros diagnósticos diferenciais. O exame de tomografia por emissão de pósitrons (PET-Scan) pode ser utilizado como um programa especial para o diagnóstico de Doença de Parkinson, mas é, na maioria das vezes desnecessário, diante do quadro clínico e evolutivo característico.

DP tem tratamento?

A Doença de Parkinson é tratável e geralmente seus sinais e sintomas respondem de forma satisfatória às medicações existentes. Esses medicamentos, entretanto, são sintomáticos, ou seja, eles repõem parcialmente a dopamina que está faltando e, desse modo, melhoram os sintomas da 'doença. Devem, portanto, ser usados por toda a vid/a da pessoa que apresenta tal enfermidade, ou até que surjam tratamentos mais eficazes. Ainda não existem drogas disponíveis comercialmente que possam curar ou evitar de forma efetiva a progressão da degeneração de células nervosas que causam a doença. Há diversos tipos de medicamentos antiparkinsonianos disponíveis, que devem ser usados em combinações adequadas para cada paciente e fase de evolução da doença, garantindo, assim, melhor qualidade de vida e independência ao enfermo. Também existem técnicas cirúrgicas para atenuar alguns dos sintomas da Doença de Parkinson, que devem ser indicadas caso a caso, quando os medicamentos falharem em controlar tais sintomas. Tratamento adjuvante com fisioterapia e fonoaudiologia é muito recomendado. O objetivo do tratamento, incluindo medicamentos, fisioterapia, fonoaudiologia, suporte psicológico e nutricional, é reduzir o prejuízo funcional decorrente da doença, permitindo qu/e o paciente tenha uma vida independente, com qualidade, por muitos anos.

Procure um Neurologista. Ele é o profissional mais indicado para orientá-lo

Capítulo 37
O Autor e Suas Histórias

Marco Brito nasceu em 18 de setembro 1962, na cidade de Duque de Caxias, Estado do/ Rio de Janeiro. Manoel Lopes de Brito e Ester Sanches de Brito são seus pais. Nasceu em casa e seu parto foi normal. Um detalhe: seu pai só fez seu registro de nascimento em janeiro de 1963. Ele não soube explicar ou não lembrava o motivo do atraso no registro.

Como a maioria de seus colegas de bairros, ele jogava futebol na rua de barro e descalço, brincava de bola de gude, rodava pião, soltava pipas, pique bandeira, garrafão. Sempre foi alegre e teve todo carinho de seus pais, dos dois irmãos Maria Angélica e Manoel Carlos. Era o mais novo dos três.

Marco sofria de bronquite. Por causa disso, era muito magro e abatido. Isso foi até os 10 anos; depois, nunca mais teve crises. Tempos depois teve de conviver com uma alergia: quando ficava exposto ao sol, sofria reações alérgicas agressivas.

profissional, através de seu tio Vicente (irmão de sua mãe) e de seu irmão Manoel Carlos. Iniciou a trabalhar como office boy na Esso Prospecção Ltda., em 1978, empresa do grupo Exxon, que mantinha contrato de risco na exploração de petróleo com a PetrobrasEm 1979, passou no vestibular para Administração de Empresa, uma das seis faculdades que cursou (Engenharia Civil, Arquitetura, Letras, Ciências Contábeis e Biologia), mas não terminou nenhuma delas. Na Esso fez mais de 50 cursos e palestras; fora da empresa, fez quinze cursos.

Sua trajetória na Esso foi de um funcionário dedicado, muito trabalhador e sempre alegre; fez uma carreira junto a bons e maus colegas de trabalho. Passou por vários setores da Esso, teve méritos e promoções. Foi o funcionário escolhido por merecimento a fazer funcionar de forma remota o cpd do Rio com o cpd de Curitiba, com total sucesso.

Houve dificuldades quando alguns de seus superiores demonstraram incompetência profissional. Marco Brito não entendia como pessoas daquela natureza permaneciam numa empresa de tal porte. Mas não vale a pena mencionar seus nomes; eles não merecem esse espaço.

Em 1982, foi transferido para a base da Esso no armazém de Campos Elíseos, distrito do município de Duque de Caxias. Nesse armazém era feito o armazenamento dos derivados de petróleo, tais como: gasolina, álcool hidratado, álcool, óleo preto, entre outros derivados para atender os postos e indústrias. Naquele setor, ele comeu o pão que o diabo amassou, mas os maus supervisores passam e bons ficam. Mais tarde, Marco foi trans/ferido para a matriz e, por fim, para Teresópolis. Março passou 25 anos na Esso, aposentando-se em 2002, por complicações da DP.

Casou com Maria Teresa de Souza em dezembro de 1983, muito jovem, mas feliz por ter encontrado sua alma gêmea. Do consórcio, nasceram Marcus Vinícius (19), os gêmeos Carlos Felipe e Carlos Eduardo (17). São felizes e vivem muito bem em Teresópolis-RJ Hoje, com 42 anos, é Diretor de Patrimônio do Clube Comary. Set/04.

Capítulo 38

Trajetórias de uma Doença

Desde 1992 até 2019, só tive piora e

pouca melhora, ou seja a doença

estabilizou por um período mas retorna

a Doença de Parkinson ele tem um

período onde de 7 em 7 anos ou de 5 em

5 anos ela dá uma piora. O atual estado

clínico não é uns dos melhores, mas dá

pra viver, Lendo esse artigo você vai

notar as diferenças de ontem para hoje e

espero que goste.

Teresópolis / Granja Comary, 05 de

Junho de 1996

Marco Antônio Sanches de Brito

Trajetória De Uma Doença

Em Abril de 1992, ainda não completara 30 anos. Sou casado com Teresa desde 15/12/83 e temos três filhos: Marcus Vinícius, com 8 anos, hoje(33) e Carlos Eduardo e Carlos Felipe (gêmeos), com 5 anos, hoje(29) Há amuito amor e harmonia em nossa família. Ingressei na Esso Brasileira de Petróleo em data de 1/04/1978, no setor de Serviços Gerais. Algum tempo depois, já servia no setor de Telecomunicações. Aposentei-me em 04/12/2002, no Departamento de Informática, embora exercesse minhas funções no Departamento de Recursos Humanos.

Tudo se deu naquele início de abril

de 1992, com os primeiros sintomas de uma doença que hoje clinicamente se definiu como Parkinson: um leve tremor na mão direita e perna direita, em seguida a falta de coordenação e movimentos lentos, sempre do lado direito; quando eu fazia algum exercício além do normal, os tremores aumentavam, preocupando-me. Eu escondia os sintomas dos familiares e colegas, mas resolvi procurar o departamento médico da Esso. Após minha exposição sobre o que sentia, o médico receitou um calmante, alegando que eu estava estressada de fato, estava mesmo, pois trabalhava muito. Usei 5 calmantes por mais ou menos 20 dias. O ..tremor não parava. Então, retornei ao departamento médico da empresa. Lá, ouvi "que deveria me encaminhar para um Neurologista". Fiquei transtornado, pensando besteiras e várias coisas ruins.

Encaminharam-me ao Prof. Pedro Sampaio. Minha primeira consulta foi agradável e tranquila. Trata-se de um médico competente. Ele me fez muitas perguntas. Revelei que tinha história de família sobre os tremores; minha avó (parte de mãe), duas tias (idem), tinham Parkinson ou tremor. Bem, ele mandou que continuasse com o calmante, pedindo-me uma Tomografia Computadorizada do Encéfalo para ver se havia algum problema. Fiquei

mais transtornado, pensando besteiras em profusão. Nessa altura, os tremores intensificavam-se, ficando incontroláveis. Contudo, tomei-me de coragem e me dirigi à Clínica Felipe Matoso para realizar a tomografia, conforme solicitação médica. Penso que esse foi o pior dia da minha vida. Eu tremia tanto que o médico veio falar comigo duas vezes durante o exame, que durou cerca de 40 minutos. Resultado: a médica me disse que nada encontrou de anormal. Nessa altura, eu não conseguia assinar o cheque para pagar o exame, mas saia com o pensamento positivo; havia notícia de que nada tinha na cabeça.

Voltei à clínica uns dois dias depois para pegar o resultado e mostrar ao Professor Pedro Sampaio no Hospital Samaritano, que é anexo à clínica. Esperei aproximadamente 30 minutos; parecia uma eternidade. O Professor chegou e me pediu o exame, fomos para uma sala do hospital no 4º andar. O resultado ratificou o que ele já previa, nada de errado ocorria. Prescrita a medicação, dela fiz uso durante uns 20 dias, após o que liguei para o Professor como me solicitara. Nada de definição; o tremor continuava e a falta de coordenação já era grande, enquanto os movimentos cada vez mais lentos.

Nova consulta. Após exames clínicos no consultório, o médico disse que eu sofria da chamada SÍNDROME EXTRA- PIRAMIDAL. Fui medicado com CARBID OPA — LEVOD OPA 25 mg / 250 mg - 0,5 pela manhã. Fiz umas três consultas com o Professor e, numa delas, informei que estava com a face muita rígida e que não tinha controle sobre o tremor. Salientei que os movimentos permaneciam lentos. Foi-me, então, prescrito novo medicamento, com o aumento da CARBIDOPA — T EVODOPA 25 mg / 250 mg para mais 0,5 ao dia. Recomendou-me, também, que fizesse uma Ressonância Magnética, exame que até hoje não realizei, depois de três tentativas.

Em diante, fui encaminhado para o Professor Dr. João Santos Pereira, amigo do Professor Dr. Pedro Sām

paio, que conhecia muito sobre Parkinson. Ele conversou demorada- mente comigo sobre os meus sintomas, finalizando por diagnosticar o meu mal: Síndrome de Parkinson. Marquei consulta e três dias depois já estava em seu consultório sendo analisado. A consulta durou cerca de 1 hora e 20 minutos. Gostei da sua atuação, tirando-me todas as dúvidas. Ele trocou toda a medicação anterior.

Liguei para o Professor Pedro

Sampaio e informei a mudança do medicamento. Ele disse que continuasse, colocando-se à minha disposição para qualquer eventualidade. Deixou-me à vontade na escolha. Achei sua atitude dignificante. Trata-se de um bom profissional.

Obtive uma melhora, até então a mais significativa. Fiz várias consultas com o Professor João Santos, procurando atenuar o meu estado, que eu achava que chegaria a ser satisfatório. Fizemos redução de alguns remédios para trabalhar com o mínimo de medicação. Não houve sucesso. Paralelamente, fazia fisioterapia com auxílio de um profissional e de um livreto para pacientes com Parkinson. Na verdade, eu não tinha muita paciência com a fisioterapia e só fazia o exercício em casa em pequena escala, com o auxílio do livreto.

Em uma das várias consultas, voltei às doses iniciais, sem falar na insistência do Professor para que eu fizesse a ressonância.

Em junho de 1996, sentia-me bem e equilibrado, com medicação-base para o tratamento da DP.

No meu último exame periódico na Esso, o médico solicitou que eu fosse ao Professor João Santos fazer uma consulta, visto que, no meu ponto de vista, achei que a doença evoluíra. Também falaria sobre possível licença médica. Ditmo e feito, o Professor solicitou 3 meses de licença para que eu me dedicasse melhor ao tratamento da doença e fizesse fisioterapia.

Aprendi muito com a doença nesses 4 anos de tratamento. É duro ver uma pessoa jovem e vigorosa, amante dos esportes, ser castigada por um mal que evolui aos poucos, maltratando dia a dia o paciente, que nunca se renegou a lutar para combater a evolução da enfermidade.

Leio tudo que me chega sobre Parkinson, pelos variados meios de comunicação. O mais importante disso tudo é que tomei uma decisão confortante: resolvi transformar o martírio de quem sofre com a doença degenerativa em alegria. Sempre fui uma pessoa alegre, mas hoje sou muito mais, apesar dos pesares. Transformo a tristeza em felicidade, sou visto como uma pessoa de alto astral. Veja-se que, no início, foi muito difícil; eu não saía de casa, não visitava mais os parentes, coisa que fazia com frequência, para não ser visto com o tremor e com o andar arrastado.

Hoje gozo da m/inha aposentadoria e curto a vida como nunca; faço caminhadas quase diárias perto de casa, nada muito longo, ajudado pelo lugar onde resido, com belas paisagens, propiciando bastante essa atividade física. Sempre disse aos amigos que é importante ter-se um ambiente externo agradável, o que muito nos ajuda a conquistar a tranquilidade almejada.

Capítulo 39
Início e as Dificudades

Já se passaram mais de duas décadas e a doença só piora, em um estágio moderado, eu só estou em cadeira de rodas pelo fato de estar sem postura aí caí na sala e a cadeira da sala de jantar caiu sobre minha perna esquerda parti/ndo a patela.

Hoje o tremor já passou para o lado esquerdo mãos e pernas bem menos de sua parte do lado direito, falta de coordenação no lado direito do corpo, escrita muito ruim - dificuldade em escrever. Esses sintomas eu acredito que, dentro de mais uns cinco vai ser lançado um medicamento muito eficaz para nós pacientes de Parkinson.

Hoje sinto que minha vida virou 360°. Tudo é uma dificuldade só sem falar o incomodo que causamos aos parentes, amigos, vizinhos...

Passamos (eu e Teresa) por diversas partes por humilhação, descasos entre outras. Vocês, amigos leitores, a coisa é muito séria, imagina se a cunhada (Rita de Cassia) que nos dá suporte em tudo vier adoecer, cair de cama, o que vão nos maltratar não vai ser mole não. Rezamos para que isso não ocorra.

As dificuldades são muitas principalmente na área do controle motor, mas quando eu entro em crise, sempre tem alguém para me socorrer seja amigo ou desconhecido e aquele ditado sempre tem uma alma boa por perto.

Outra coisa que me deixa muito aborrecido mesmo é o processo na justiça contra a prefeitura de Teresópolis/RJ para fazer valer a obrigação de liberar os medicamentos p/ara DP e Diabetes. Coisa muito triste, só em pensar que o Prefeito e sua quadrilha controlam toda verba do município, aí dá para pensar em desistir, mas isso não vai acontecer.

Tremor intenso na mão direita e perna direita - em repouso e quando inicio algum movimento. Ocorre muito tremor; *Tremor na mão é característico em repouso*; os três últimos dedos ficam tremendo. O tremor é o que mais incomoda;

Andar muito arrastado da perna;

Dificuldade em levar o grafo e copo até a boca - esse movimento é o que mais me traz dificuldade;

Dificuldade em virar-/me na cama - não tenho sono tranquilo; Dificuldade em escovar os dentes e tomar banho;

Dificuldades em me vestir e calçar sapatos e sandálias (é uma bosta quando ela sai do pé direito);

Dificuldades em dirigir carro - o pé fica o tempo todo no acelerador e não consigo passar as marchas facilmente;

O braço fica sempre em posição de L;

Escrevo muito mal; hoje quase não entendo o que escrevo e a letra é pequena;

Enorme rigidez no braço, pescoço,

perna e tórax;
Movimentos lentos com o braço;
Fico quase todo tempo sentado;
Tenho uma postura inclinada e empenada;
Dificuldade em levantar da cama, a perna e o braço;
Face muito séria, ou seja, expressão fechada;
Pele muito oleosa;
Ganhei uns 15 quilos depois da doença;
Meus cabelos apresentam hoje grande quantidade de fios brancos.

O medo chamado Parkinson

Exames Realizada

Tomografia Computadorizada — 28/07/92

Capítulo 40

Médicos

Professor Pedro Sampaio

Professor João Santos

Professor Américo Fernando

Professor Paulo Figueiredo

Atividades e Licenças de 3 Meses 1997 e 2019

É verdade, licença é para o paciente descansar, e foi o que fiz,virei um vagabundo verdadeiro, olha só, perdi a noção dos dias, não queria saber de nada se era domingo, terça, etc... Minhas atividades profissional esqueci, as domésticas eu ainda fazia alguma coisa, ficava sem graça em ficar a toa, mas vida que segue, faça cumpri as recomendações médicas.

Em casa gosto muito de mexer em computadores, seja em software como hardware. Aprendo a desenvolver novos programas, leio manuais.

O que me mais me atrai é desmontar e montar micros, instalar novas plaã cas, periféricos e outros componentes, sem falar no acesso à Internet; mas quando não dá certo, o tremor, que já é atuante nas tarefas mais fáceis, fica incontrolável, a ponto de não conseguir sequer apertar um parafuso, digitar algo no teclado ou fazer outro movimento meticuloso. Às vezes evito até de cuidar dessas atividades, pois, querendo ou não, trazem-me bastantes tremores. Mas é compensador o fato de instalar novos periféricos e programas e, no final, ver tudo funcionando. A minha maior ocupação em casa, hoje, é ver televisão e, como não, escutar músicas.

Fico com o controle na mão rodando os canais à procura de futebol, vôlei, basquete, boxe, sem falar nas novelas que aprecio bastante. Por outro lado, gosto de músicas nacionais, isto é,

MPB. É assim que passo meu tempo.

Na vida profissional, trabalhei aproximadamente 19 anos, no meu primeiro e único emprego. O início se deu em abril/78 como Office Boy e, por último, como Assistente de Apoio ao Usuário; como se diz na informática, *Helpdesk*. Um serviço muito interessante, no qual adquiri amplo conhecimento, inspirando respeito e confiança junto a/os usuários que, na verdade, são muitos por todo o Brasil.

Hoje possuo atendimento em vários níveis de conhecimento, seja em micro, seja em grande porte (IBM).

Faço minhas caminhadas, como também submeto-me à fisioterapia. Gosto de ficar em casa e um detalhe: sem ansiedade e o maldito estresse. Tenho uma vida tranquila, pacata e saudável. A licença foi uma experiência válida para a minha recuperação, e melhor, é.

Recebo vários telefonemas de amigos da Esso, em especial o Bebeto, a Bia e o Fernando. Descobri que jogar conversa fora, falar bobagem e brincar é a melhor terapia para uma pessoa viver bem. A verdade é que me senti hiper bem com a licença. Nunca havia pensado em tal hipótese. Quando a licença se faz necessária, deve ser exercitada.

Uma coisa interessante que aprendi foi olhar para o nada. É bom e não me perguntem por quê.

Capítulo 41
Meu Irmão e Minha Mãe Com Doença de Parkinson

Minha mãe já falecida

Doença desgraçada mais um caso de Parkinson: é meu irmão Manoel Carlos (58), sujeito bom, ajudou muita gente; está bem, continua em atividades profissionais, mais uma preocupação para ele apesar de tudo ele continua ajudando outras pessoas, sujeito de coração bom, mas de uma dedicação muito grande, ele é tipo caladão e de poucas palavras.

Em janeiro de 2005, diagnosticou-se que minha mãe é portadora da DP.

Ester se trata com um bom neurologista em Duque de Caxias/ RJ, onde ela reside. Um detalhe muito interessante para ser analisado: Por que eu tive a DP primeiro que minha mãe?

Ester, hoje, faz seu tratamento para pacientes com a DP no início dos primeiros sintomas. A DP tem várias ramificações com sintomas diferenciados; no caso da minha mãe, o Parkinson dela não é tão agressivo como no meu caso. Ester treme muito, mas um tremor mais leve; por outro lado, ela sofre de depressão, estado que a deixa sem vontade de se alimentar, sair de casa, tomar banho etc.

Trata-se de uma família com quatro

casos de DP, cada um com sintomas diferentes, idades e gerações, sem falar nos casos noticiados por / que outros membros da família tinham tremores (sempre por parte de minha avó, mãe da minha mãe).

"A família deve conhecer a doença, para minorar seus efeitos e facilitar a vida do paciente. Um simples engasgar provocado por alimentos, pode não produzir sérios danos a saúde do paciente de Parkinson, bem como, levá-lo ao óbito".

Hoje estamos em Set/2013 e minha mãe já não está no nosso meio, mas ela foi diagnosticada com DP sim. É uma pena pois sinto saudades.

Minha mãe era muito vaidosa, escondia o tremor ou tentava, não queria que ninguém soubesse que ela tinha DP, como se alguém pode esconder que é portador de DP; bem, esse era o seu je/ito de conviver com a moléstia.

Capítulo 42

Histórico da Família Sanches Com Sintomas da Doença de Parkinson e Tremores em 2018.

Minha família tem um histórico com sintomas da Doença de Parkinson que vem dos meus avós, um casal imigrantes da Espanha, da cidade de Málaga, isso por volta de 1915. VICENTE E JOSEFA.

Casados, tiveram 10 filhos. Minha mãe é ESTER, casada com MANOEL (família Brito); tiveram três filhos: Maria Angélica, Manoel Carlos e Marco Brito. Os casos que aparecem grifados na relação acima são os casos que vou mencion/ar, pois elas tiveram ou têm alguns sintomas da Doença.

Levantamento dos Membros 2019

Novo estudo levantamento da família Sanches para saber quanto somos. Esse 1estudo vou tentar saber com os mais idosos alguma informação, para o

JOSEFA VICENTE											
1	1	1	1	1	1	1	1	1	1	10	FILHOS
3	3	3	4	2	2	2	3	1		26	NETOS
4	6	5	6	5	6	4	2	7	2	47	BISNETOS
1	1	0	2	0	1	1	0	0	0	5	TRINETOS
										88	MEMBROS

Em primeiro lugar a família, como pode ser visto, apresentou sintomas nas mulheres

(1a. geração), minha avó por volta dos 42 anos, Ruth antes dos 60 anos e Josefa acima dos 60 anos.

(*O) - Minha avó — Os sintomas: termor, muita rigidez e sem força nos braços. A época não existia a L-DOPA, relatam que ela sofreu muito, vindo a falecer 13 anos depois ao se engasgar no café com pão.

(*) - Minhas tias — A primeira tinha muito tremor, mas com idade avançada. Fazia uso de medicamentos para DP Faleceu por complicações da idade.

A outra tia tem tremor, fica muito em off e rígida. Faz uso de medicamentos para DP

(1*) - Eu - Marco Brito — Dos 3 filhos de ESTER, o primeiro caso em homem e aos 30 anos e agora meu irmão Manoel Carlo 58 anos.

	NETOS	BISNET	TRINETOS
JOSEFA(*)	3	4	1
MARIA	3	6	1
MATHEUS/	3	5	0
MEDERICO	4	6	2
NECIO	2	5	0
RUTH(*)	2	6	1
CÉLIA	2	4	1
VICENTE	2	2	0
ESTER	3(1*)	7	0
NOEMEA	1	2	0
Media idade	49	16	3
Total	25	47	9
% I – DP 20%	3,85% 0%		0%
TOTAL GERAL % I DP GER/AL DA FAMÍLIA	84 Pessoas 4,76%	HF=4 / MF=6 MN=6/M N=17 HB=26/ MB=21 HT=1 / MT=1	M TOTAL H=39 TOTAL M=45

Capítulo 43

Informações Importantes

01 - A incidência de mulheres.

02 - Das filhas, em que na família aparecem com sintomas, nenhuma fumava e nem bebia.

03 - Das filhas, em que na família aparecem com sintomas, os maridos todos eram fumantes e dois deles bebiam socialmente.

04 - Meu avô Vicente bebia socialmente.

05 - Eu bebia socialmente.

06 - Existe relato na família dando conta de que minha avó teve um irmão que tremia. Legenda: HF - homem filho / ME - mulher filha / HEN - homem neto/ MN - mulher neta / HB - homem bisneto / MB - mulher bisneta/ HT - homem trineto / MT - mulher trinetas / % I DP - percentual incidência Doença de Parkinson / DP - Doença de Park//inson / TOTAL H - total homens / TOTAL M - total mulheres.

Capítulo 44
Feliz Descoberta

Meu relato sobre a descoberta feliz. É claro que cada caso é um caso, as reações das pessoas de frente com o Parkinson são pessoais, cada um tem a sua reação, seja ela de alegria, tristeza ou de outros sentimentos.

Veja como um doente de Parkinson pde tirar proveito de seu dia a dia.

Em primeiro lugar, ser feliz; um dia nunca é igual ao outro. Mas o que me deixou feliz essa semana foi que descobri uma sensação muito gostosa:

"DURANTE AS CRISES EM QUE FICO COMPLETAMENTE RÍGIDO E COM ALTO TREMOR, OU SEJA, TRAVADO NA CADEIRA, MAS APÓS A MEDICAÇÃO E NO PROCESSO DE ATUAÇÃO DE MEDICAMENTO (20, 30 A 40 MINUTOS), SINTO AQUELA SENSAÇÃO DE VER OS MOVIMENTOS DAS PERNAS MAIS LIVRES, COMEÇO A SENTIR QUE OS TREMORES ESTÃO CEDENDO E COMEÇO A TER MEUS MOVIMENTOS RESTABELECIDOS, VOLTANDO A ANDAR NORMALMENTE. ISSO É UMA SENSAÇÃO MUITO AGRADÁVEL."

Só quem convive com o MAL pode entende essa feliz descoberta. (Set. 2004),

Capítulo 45
O Apoio Fundamental

Sempre tive o apoio da minha família nos momentos difíceis, não só por tratar-se de uma família religiosa, onde somos devotos de SANTA RITA DE CÁSSIA, mas também pela estrutura familiar de primeira linha. Como se isso não bastasse, tive o privilégio de fazer parte da equipe de trabalho da ESSO BRASILEIRA DE PETRÓLEO desde abril de 1978, onde obtive total apoio nas áreas de saúde e recursos humanos.

Em momento algum tirei proveito da minha doença junto à empresa. É por isso que sou benquisto junto à diretoria.

Na época, exercia minhas atividades em meio expediente e tinha um reembolso para meu tratamento. Sem este benefício, não seria possível manter a segurança financeira da família.

Não deixaria de mencionar O CLUBE COMARY onde faço parte da Administração, na diretoria de patrimônio.

No início, foi duro; comecei fazendo scout do futebol de veteranos, passando pela diretoria de futebol de campo e diretoria de escolinhas.

Com meus serviços prestados ao clube, tive o reconhecimento através de placa, medalha e troféu, contando com a confiança dos presidentes, NELSON COUTO e ELISEU CARDOSO

Agradeço a todos e espero o apoio contínuo.

Capítulo 46

Um Dia e Diferente do Outro Meu Dia a Dia Com DP 01/2019

Relatarei o que me ocorria sempre antes de ir para o trabalho na Esso. Por volta das 14h30min sou obrigado a ir para casa, onde em crise, mesmo ingerindo os medicamentos nas horas marcadas.O que são essas crises? São fadigas, tremor acentuado, uma rigidez muito grande e o estado de off, onde mal posso me movimentar, ficando desequilibrado, andando inclinado e muito arrastada Essas crises levam aproximadamente 1 hora, 1 hora e meia para passar. Mas quando estou em casa (geralmente) e me mantenho com toda paciência, apesar da agitação que é frequente. Como se chamava antigamente: Paralisia Agitante. Após a melhora, as vezes tomo banho e retorno ao Clube para ver uma das peladinhas entre os sócios, e só volto a ter as crise por volta das 21:00h, mas já não com a mesma agressividade das da tarde.

Dicas:

Em primeiro lugar, o que geralmente serve para mim, talvez não sirva para outros pacientes, mas vale a pena destacar alguns detalhes:

Nunca entre em estado de estresse;

Procure sempre andar com uma companhia;

Tenha sempre em mãos um celular para emergências;

Tenha muita fé, não saia de casa sem rezar e pense sempre que você vencerá a DP;

No caso de você travar, mantenha a calma que logo passa; Faça somente coisas agradáveis, isso traz bons fluidos;

Tenha um hobby. Por incrível que possa parecer, o meu é fotografia;

Quando estiver bem, faça tudo, sem perda de tempo; Pense positivo;

Antes de deitar, programe seu dia seguinte como um dia legal;

Ande sempre com roupas leves e largas e um tênis bem leve; Quando estiver em crise, procure não fazer nada em especial, tente andar;

Faça tudo bem devagar, seu tempo de correria terminou; Tenha sempre bom humor;

Cuidado com as quedas. Evite piso liso e molhado; Cuidado com as quedas onde haja piso com carpetes;

Tome os medicamentos nos horários certos;

Evite ansiedade, euforia e tristeza;

Gaste sua energia com sua família;

Seja uma família harmoniosa.

Esse é o meu dia a dia.

Capítulo 47

Hoje: 2019. Dias Incríveis

Passaram-se 22 anos parece que foi outro dia que comecei com um leve tremor e hoje tenho de lutar a todo momento, o Parkinson não te dá um sossego, mas tem algo interessante com DP, parece um ciclo, vem sintoma novo e sai sintoma, velho exemplo: a síndrome da perna nervosa, esse eu já não tenho mais pelo outro lado tenho sensibilidade a claridade, ou seja abrir os olhos entre outros de sofrimento mais agressivo outros mais leve ou melhor, de convívio com a DP. Dizer que não sofro não é verdade, mas transformo esse sofrimento em alegria; não é fácil, mas a Fé e o carinho familiar fazem disso tudo uma linda história.

Esse convívio me faz ter experiência para passar aos leitores o que realmente é o dia a dia de um portador da DP. Sabe o porquê? Porque aprendi a me observar e fazer sempre como estivesse só, sem ninguém para ajudar nos momentos de minhas crises.

Tento passar para os leitores algumas orientações que são válidas para mim, pois cada caso é um caso, cada portador reage diferente com a psicologia, com os medicamentos, mas vale a pena relatar:

1 - Nunca se deixe vencer por uma situação em que você se encontre; mas não de uma de herói;

2 - Sempre deixe seus medicamentos próximos a você, preparados para o uso;

3 - Algo muito interessante que

ocorre comigo nas crises, trazendo-me melhora rápida, é quando fico na minha cadeira na sala, confortavelmente, e encontro o meu ponto de gravidade adequado, ou seja, a cadeira na posição correta;

5 - Outra coisa muito curiosa que acontece comigo, quando estou no clube e a crise vem e vou caminhando para casa, é que só consigo andar colocando um pé na calçada e o outro na rua. Com esse procedimento, ganho equilíbrio.

6- Evite atender telefones, pois as notícias que venha a receber podem deixar você nervoso. Então, complica; o tremor aumenta, vem a rigidez e aí não tem remédio que dê jeito;

7 - Evite sair de casa só; é sempre importante ter um celular na bolsa, para emergência.

8 - Hoje eu não gosto de ver futebol ao vivo, em especial do Fluminense, meu time de coração, pois, amigo leitor, é uma tremedeira só. O melhor é ver o VT, já sabendo do resultado.

9 - Minha paixão no esporte é o futebol. Fiz um programa em *Access*, onde eu fazia o scout do time veterano do Clube Comary1, de 1997 a 2001. O scout dos jogos viraram uma onda no clube, onde eu chegava a fazer scout de peladas dos sócios; e, um detalhe, o sistema gerava uma nota, quando eu colocava o relatório com o resultado do scout e as notas provocavam grande confusão.10 - Já que estamos falando de futebol, hoje tenho o hábito de controlar a bola que impressiona. Faço embaixadas com os dois pés. Claro, um de cada vez. Isso que o meu caminhar é bem arrastado.11 - Tenho a impressão que fiquei mais perspicaz, observador. Hoje em dia, talvez por ter mais tempo, prendo-me aos mínimos

detalhes dos fatos e acontecimentos.12 - Quando a crise chega, o pé parece que cola ao chão; você não consegue levantá-lo. Aí, você se joga lentamente para um lado e para o outro, até levantpé.13 - As cãibras dificultam bastante. O pé fica torto e isso se deve à friagem. É só se aquecer que passa.14 - Se eu tomar leite, derivados, ou alimentos ricos em proteína, o remédio não atua; passo mal quase o dia todo, inclusive, com o deficiente efeito do remédio, sofro a crise, embora menos acentuada. Esse fato acontece, também, ao ingerir carne vermelha.15 - Aposentei-me com 25 anos de trabalho. Caso você pretenda se aposentar, faça um planejamento, pois senão a cabeça pára e o corpo não aguenta. No meu caso, tenho um projeto que ainda não terminei. Isso é um bom sinal, pois a cabeça está sempre trabalhando. Mas vou terminar um dia (Trata-se de um banco de dados com todos os jogos da seleção Brasileira e do Fluminense).16- Antes de sentar para ver televisão, prepare tudo que venha a necessitar: os remédios, o controle remoto, os petiscos, o suco etc. Isso é para você ficar bem a vontade e, caso tenha problemas, pode se virar sozinho.18 - Uma coisa muito importante são os sapatos; no meu caso, só uso sapatos de pano e bem leves e maleáveis. Não adianta calçar tênis e sapatos esportivos, pois não consigo andar.19 - Dizem que as cores têm influência no nosso dia a dia. Se eu me visto de preto, as crises acontecem mais vezes que o normal.20 - Se eu não almoço, não tenho crises fortes e, às vezes, nenhuma durante o dia. Por isso que a alimentação é de muita importância, devendo-se saber o que se deve ou não consumir.21 - Evito comer pizza, pois o queijo derretido fica como uma borracha; com isso, posso engasgaHoje reconheço minhas dificuldades e sei que a DP está sobre controle. Devo isOso ao meu médico Professor Américo E Gonçalves, profissional competente, de capacidade reconhecida na comunidade, de minha completa confiança.Outro aspecto que me faz ter essa tranquilidade é a atuação efetiva de minha família junto à minha doença. Ter a Teresa ao meu lado é algo que transmite muita harmonia. Trata-se de mulher de poucas palavras e muito sincera; tem um amor, carinho e muita dedicação comigo e minhas circunstâncias, sem falar na paciência, que, em certos momentos, chega a ultrapassar o limite humano. Em momento algum, Teresa perdeu essa paciência. Sou um homem apaixonado por essa magrinha (Teresa), pela qual tenho muito respeito. Obrigado amor, por tudo.

Capitulo 48

Hobby – Radioamador

Hoje a realidade e outra, estamos migrando para a era do mundo digital. E uma loucura só, temos hoje como presidente do Grate – Grupo de Radioamadores de Teresopolis

| CARLOS TUCCIHEI QUINLE | PY5CQ |

Ou simplesmente Cacau, com uma equipe muito boa e de uma competência só todos são profissionais de alta competência, Entre eles:

GIAN PAULO FIORINO	PY1PQP
UBIRACY ANTONIO PINTO (Bira)	PY1UAP
LINNEU NEVES BONORINO	PY1ON
LUIZ FELIPE VALENTE CEGLIA	PY1NB
JOSÉ CARLOS MEDEIROS	PU1LCH
JOSÉ ALVES DE OLIVEIRA	PU1RGN

Entre outros, conforme lista geral abaixo e sem desmerecer qualquer um todos são ótimos.

Este é um dos meus hobbys. Descobri-o através do amigo Wilson, sócio do Clube Comary, com quem procurei informações sobre um rádio tipo *walk talk* que eu havia comprado. Confesso que fiquei meio decepcionado, pois o Sr. Wilson me informou que eu fizera uma péssima compra. Foi então que ele me levou para adquirir um rádio Px e uma antena para fazer uma estação Px em minha casa.

No dia seguinte, recebi a visita do st Wilson e o Presidente do Px Clube de Teresópolis, PX Clube Dedo de Deus, conhecido por Abelha, e uma parafernália só. O Sr Wilson, com jeitão de coronel, determinou que a antena seria instalada no ponto que ele definiu, apontando para o chão. Depois de tudo instalado, o Presidente Abelha, solicitou que eu entrasse na Internet na página da ANATEL (órgão do governo responsável pela licença do PX). Paguei a taxa e o meu indicativo (PX1W3086.)

Tudo pronto e legalizado, o Presidente Abelha me passou umas dicas e uma folha com os códigos e linguagem do Q.

Hoje é uma diversão. Fico horas e horas procurando nos canais uma frequência internacional para trocar informações. Já fiz contato com um *macanudo* (termo usado na linguagem Px), onde o pai dele tem DP bem avançado; cheguei a conseguir

Ju

nto à Secretaria de Saúde alguns medicamentos para ele. Não sou muito de falar no rádio, pois estou meio cru; só fico na escuta ou, como eles dizem, fico só de coruja.

O PX Clube de Teresópolis — PX Cube Dedo de Deus, também possui seu serviço comunitário, dentre eles o apoio às campanhas de vacinações junto à Prefeitura. O meu objetivo é levar aos macanudos o meu trabalho e me divertir, tudo dentro das normas da faixa cidadão. A minha estação é Comary operando Marco.

Essa descoberta, que devo ao novo amigo Sr. Wilson, só me faz bem. O rádio fica ligado o tempo todo e eu fico junto à mesa só corujando; uma vez ou outra solicito oportunidade para fazer parte da rodada. É o maior barato você conversar com as pessoas sem saber como elas são, sem falar os nomes, limitando- se a Jacaré, Dom Wilson, Abelha, Mestre Guru, Dom índio, Tio

Breake

, entre outros. No rádio amador também fui muito bem recebido por todos, não podendo deixar de mencionar o Paulo pqp com seu indicativo pylpqp e Eloniir. Rádio amador e Px também são cultura e faz bem a DR pois quando estou na frequência nem lembro do Parkinson.

PX1W3086 — TERESOPOLIS — RJ — CANAL 7 — ESTAÇÃO — COMARY — OPERANDO — MARCO

RADIO AMADOR FREQUÊNCIA DA REPETIDORA DE TERESÓPOLIS 146.830 E 146.650 É O NOSSO PONTO A PONTO É 147.410, onde sou conhecido por Marco Brito ou Brito

Hoje sou licenciado com o indicativo pu1mme, isso depois de ter passado no exame que a ANATEL (Agencia Nacional de Telecomunicações), órgão do Governo Federal responsável pelo controle das Comunicações . Solicitei uma banca especial na qual tenho direito, devido à DP. Acertei 85% da prova. Amigos da frequência:

GIAN PAULO FIORINO	PY1PQP
SILVIO MATTOS DE ALMEIDA	PU1SMA
CHRYTIE BAERRAL RAMOS	PY1CD
CARLOS TUCCIMEI GUIMLE	PY1CG
ANTONIO CARLOS TAVARES DE RESENDE	PU1TYZ
ELOHIR FERREIRA DA SILVA	
MAURICIO GENTIL PORTO	PU1PWR
ADMIR DA CRUZ CHAVIER	PU1XAV
UBIRACY ANTONIO PINTO (Bira)	PY1UAP
RICARDO JOSÉ CARLOS DA SILVA	PU1RJS
MACO ANTONIO SANCHES DE BIOTO (Marco Brito)	PU1NME
LINNEU NEVES BONORINO	PY1ON
CARLOS ROBERTO GONÇALVES (Novoreiro)	
DIEGO DE MAGALHAES ABREU	PU1KTZ

LUIZ FELIPE VALENTE CEGLIA	PY1NB
JOSE CARLOS MEDEIROS	PU1LCM
CARLOS ALBERTO BRAGA	PU1RTT
CARLOS MAURÍCIO DOS SANTOS	PU1PQP
JOSÉ ALVES DE OLIVEIRA	PU1RON
VANDERLEI FRANCISCO DA SILVEIRA	PU1VPT
FRANCISCO CARLOS RAMOS ESTEVES	PU1JAE
ARILZO NEPOMUCENO //	
MARCIO SOARES MONTERIO	PU1PQO
ALEXANDRE PACHECO ALVES	PU1SET
BERNARDINO CAMPOS	PY1BIC
FABIO MARCELO DE SOUZA BRAGA	PU1JQB
NIQUEL DA COSTA COLONEZ	
LUCIANE DUARTE MONTEIRA BRAGA	
WALTER ROLIN DE BRITA	
VERONE BAZILIO BARROS	PU1UBL

RONALDO DALCIN	PU2ROM
MÁRCIO DA COSTA MAIA	PU1MCM
JOSÉ MARIA DOS SANTOS	PY1SMJ
ANTONIO CARLOS DE MIRANDA FREIRE (AC)	PY1ZX
SAINT CLAIR GOMES DA COSTA	PY1PTG
NELSON MOTIZUKI (Junior Idealiza)	PU1TDY
MARCO ANTONIO VIANNA DA SILVA (Gargamel)	PY1SX
MÁRCIO DA CONCEIÇÃO	PU1LHO
JORGE LUIZ CANDIDO SOARES (JAPONÊS)	Pu1j9c

Capítulo 49
Justiça / Leis

Procedimentos para Usufruir da Isenção
Obrigatoriedade na entrega da Declaração IRPF Condições para Isenção do Imposto de Renda Pessoa Física Os portadores de doenças graves são isentos do Imposto de Renda, desde que se enquadrem cumulativamente nas seguintes situações: os rendimentos sejam relativos a aposentadoria, pensão ou reforma (outros rendimentos não são isentos), incluindo a complementação recebida de entidade privada e a pensão alimentícia; e seja portador de uma das seguintes doenças:

AIDS (Síndrome da Imunodeficiência Adquirida)
Alienação mental Cardiopatia grave
Cegueira
Contaminação por radiação
Doença de Paget em estados avançados (Osteíte deformante)
Doença de Parkinson,
Esclerose múltipla Espondiloartrose anquilosante
Fibrose cística (Mucoviscidose)
Hanseníase
Nefropatia grave Neoplasia maligna
Paralisia irreversível e incapacitante
Tuberculose ativa

Não há limites, todo o rendimento é isento. Procedimentos para usufruir da Isenção: Inicialmente, o contribuinte comprovará ser portador da doença apresentando laudo pericial emitido por serviço médico oficial da União, Estados, DF ou Municípios, junto à sua fonte pagadora. Após o reconhecimento da isenção, a fonte pagadora deixará, de proceder aos descontos do imposto de renda. Caso a fonte pagadora reconheça a isenção retroativamente, isto é, em data anterior cujo desconto do imposto na fonte já foi efetuado, podem ocorrer duas situações: O reconhecimento da fonte pagadora retroage ao mês do exercício corrente (ex.: estamos em Abril do ano corrente e a fonte reconhece o direito a partir de janeiro do mesmo ano): o contribuinte poderá solicitar a restituição na Declaração de Ajuste Anual do exercício seguinte, declarando os rendimentos como isentos a partir do mês de concessão do benefício.

O reconhecimento da fonte pagadora retroage a data de exercícios anteriores ao corrente: o contribuinte deve procurar a unidade da Receita Federal de seu domicílio e solicitar a restituição do imposto retido nesse período. O pedido de restituição será conduzido em processo administrativo instruído com os seguintes documentos: cópia dos documentos de identificação do contribuinte e, se for o caso, de seu representante legal; formulário Pedido de Restituição devidamente preenchido e assinado; laudo pericial emitido por serviço médico oficial da União, dos Estados, do DF e dos Municípios; e documento que comprove a data que a fonte p9agadora reconheceu o benefício.

Se a doença puder ser controlada, o laudo deverá mencionar o tempo de tratamento, pois a isenção só será válida durante este período.

Obrigatoriedade na entrega da Declaração IRPF: A isenção do Imposto de Renda Pessoa Física não isenta o contribuinte de seus deveres de apresentar a Declaração IRPF. Caso se situe em uma das condições de obrigatoriedade de entrega da referida declaração, esta deverá ser entregue normalmente.

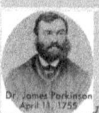

Dr. James Parkinson
April 11, 1755   James Parkinson

Não poderia deixar de citar um homem que, na época, sem os recursos atuais, conseguiu um fato que mexeu com a medicina, que até hoje não encontrou uma solução para o caso.

No ano de 1817, o médico inglês James Parkinson, membro do Colégio Real de Cirurgiões, homem bastante culto para a sua época, publicou sua principal obra: um ensaio sobre a paralisia agitante, no qual descreveu os principais sintomas de uma doença que hoje é conhecida por Doença de Parkinson, que leva o seu nome como homenagem.

Curiosidades: ele sofria da DP e nunca foi visto uma foto sua.

Capítulo 50

Doença de Parkinson, Por Dra. Ana

Definição feita pela Dra. Ana Lúcia Rosso (médica do setor de doenças extrapiramidais do HUCFF)

"A Doença de Parkinson foi descrita em 1817 por um médico inglês chamado James Parkinson a partir de observação de pacientes na rua e em seu consultório. É uma doença que afeta o sistema nervoso central, mais especificamente os neurônios que liberam uma substância denominada dopamina. A falta dessa substância acarreta os sintomas mais frequentes vistos nesta doença, quais sejam: tremor, principalmente nas mãos, quando estas estão paradas, sem realizar nenhum movimento (tremor de repouso); lentidão dos movimentos (não há paralisia) e desequilíbrio no andar. O paciente parkinsoniano tem um rosto característico devido à lentidão dos movimentos, quase não pisca e, quando fala, há diminuição na movimentação dos músculos da face, deixando-a quase sem expressão, lembrando a face do jogador de pôquer quando este visa ocultar dos adversários suas expectativas e intenções. Quando anda, o paciente tende a envergar o corpo para frente, dar passos curtos e por vezes, arrastar o pé. Não foi, até o momento, descoberta a causa da Doença de Parkinson. Apesar de não ser hereditária (não passar de pai para filho), não é incomum encontrarmos em uma mesma família, mais de uma pessoa acometida por esta doença. Não há cura, mas tratamento para melhorar os sintomas, principalmente a lentidão dos movimentos e o tremor. Além da medicação oral, deve-se incentivar a fisioterapia e a terapia ocupacional. O tratamento cirúrgico está restrito a casos cuidadosamente selecionados e não leva à cura mas sim ao alívio de alguns sintomas em casos mais avançados.

Algumas doenças e alguns medicamentos são capazes de causar sintomas semelhantes à Doença de Parkinson. Nesses casos nos referimos não à doença mas sim ao parkinsonismo. Este, quando secundário a determinadas medicações, podûe ser reversível. Quando associado a outras doenças neurológicas, respondem pouco à medicação.

É importante ressaltar que nem todo paciente com parkinsonismo ou Doença de Parkinson tem tremor e, que nem todo paciente com tremor é parkinsoniano. Existe uma doença chamada de tremor essencial, cujo único sintoma é o tremor. Este não aparece em repouso (ao contrário do tremor parkinsoniano), mas sim ao se fazer um movimento, como por exemplo, pegar a xícara de café ou acender o cigarro.

Todo indivíduo com tremor deve procurar o neurologista para estabelecer o diagnóstico e o tratamento corretos."

Além da medicação oral, deve-se incentivar a fisioterapia e a terapia ocupacional. O tratamento cirúrgico está restrito a casos cuidadosamente selecionados e não leva à cura mas sim ao alívio de alguns sintomas em casos mais avançados.

Algumas doenças e alguns medicamentos são capazes de causar sintomas semelhantes à Doença de Parkinson. Nesses casos nos referimos não à doença mas sim ao parkinsonismo. Este, quando secundário a determinadas medicações, pode ser reversível. Quando associado a outras doenças neurológicas, respondem pouco à medicação.

É importante ressaltar que nem

todo paciente com parkinsonismo ou Doença de Parkinson tem tremor e, que nem todo paciente com tremor é parkinsoniano. Existe uma doença chamada de tremor essencial, cujo único sintoma é o tremor. Este não aparece em repouso (ao contrário do tremor parkinsoniano), mas sim ao se Ofazer um movimento, como por exemplo, pegar a xícara de café ou acender o cigarro.

Todo indivíduo com tremor deve procurar o neurologista para estabelecer o diagnóstico e o tratamento corretos.

Termos usados Durante o Tratamento da Doença de Parkinson

Algumas pessoas podem desconhecer alguns termos comumente usados nos artigos e notícias que tratam do Mal de Parkinson. Assim, a seguir encontra-se uma lista dos mais utilizados, com suas respectivas definições.

Acinesia - Dificuldade ou inabilidade para se mover (entrar e sair de um carro, vestir-se, virar-se no leito, comer, tomar banho, sentar, levantar-se de uma cadeira etc.). Confunde-se, às vezes, com a Bradicinesia.

Bradicinesia - Lentidão ou falta de movimento. É um dos sintomas do Mal de Parkinson, muitas vezes doloroso, mesmo quando o paciente executa simples tarefas. Confunde-se, às vezes, com a acinesia.

Congelamento - Veja "Freezing"

Constipação Ou Obstipação - Prisão de ventre.

Coréia - Atividade motora excessiva, chegando quase a uma inquietação; movimentos de contração e descontração incontroláveis e com espasmos. Não é sintoma ou característica do Mal de Parkinson.

Disartia - Dificuldade ou má articulação de palavra.

Disnesia - Movimento involuntário anormal, semelhante a tiques nervosos, provocado, na maioria das vezes, pelo uso prolongado de determinados medicamentos, especialmente a levodopa ou L-Dopa.

Disfunção Postural - Desequilíbrio ou tendência para cair. É também outra importante característica do Mal de Parkinson.

Distonia - Um tipo de movimento involuntário, que é lento, associado a contrações 'musculares vigorosas ou espasmos.

Dopamina - Substância química do cérebro, encarregada da comunicação entre uma célula nervosa e outra (neurotransmissores). A morte excessiva e progressiva dos neurônios provoca a falta ou redução de dopamina e, em consequência, o Mal de Parkinson.

Festinação - Passos curtos, com os pés arrastando. Maneira própria de andar do parkinsoniano, em que o paciente, partindo devagar, vai paulatinamente acelerando o passo.

"Freezing" Ou Congelamento - Bloqueio súbito no andar. Dificuldade ou imobilidade temporária para se mover.

Hipotensão Ortostática - Uma rápida queda de pressão sanguínea, causando possível desmaio.

Idiopatia - Doença de origem desconhecida, sem causa aparente.

Micrografia - Mudança da escrita manual, em que a escrita vai reduzindo de tamanho.

"On - Off " (Efeito Liga - Desliga)-
Bruscas flutuações motoras, em que o
paciente alterna períodos de agitação
e de bloqueios: com momentos de
bem-estar e ausência dos
sintomas parkinsonianos.

Parkinsonismo - refere-se a um
grupo de doenças que apresentam
em comum os mesmos sintomas,
associados ou não a outras
manifestações neurológicas.

Palidotomia - Cirurgia que consiste
numa lesão no Núcleo Pálido Interno
(Globo Pálido).

Sialorréia Ptialismo - Excesso de
salivação.

Substância Negra - Conjunto de
células que forma essa estrutura,
que produz e garante o fornecimento
da dopamina ao organismo. Fala-se
no singular, mas na verdade são
duas, localizadas nos miolos dos dois
hemisférios cerebrais. Ela é
semelhante ao caroço de azeitona e
muito pigmentada, por isso tem uma
cor quase preta.

Talamotomia - Cirurgia que consiste
numa lesão do tálamo ventro-lateral.

Tremor De Ação - Um tremor que
aumenta quando um membro ou corpo
se move voluntariamente.

Tremor De Repouso - Tremor
involuntário de um membro ou
corpo.Bastante comum nos
parkinsonianos, é mais evidente em
repouso e diminui ao se realizar um
movimento voluntário.

Uma Queda Já Prevista

Fazia a manutenção no meu
computador pessoal, um lap top, e

passava das 23h, quando finalizava, sob ameaça das crises de parkinson. Resolvi levantar da cadeira na sala e ir até o quarto, onde meu filho Marcus Vinicius estava navegando na internet, para que ele apertasse um parafuso, pois o tremor não me permitia fazê-lo.

Após o serviço realizado, em estado de crise, resolvi voltar para sala, onde colocaria a peça. Mas, ao começar a andar, foi um disparo só: comecei a correr sem controle, passei pelo corredor, pela sala, até chegar na cozinha, onde cai. Foi uma queda feia. Eu segurava na mão esquerda uma chave de fenda que, na queda, perfurou meu dedo, sem falar no dedo polegar quebrado, uma lesão no joelho e um mal estar profundo.

Meu filho, meu sobrinho Rodrigo e Teresa me socorreram.

Conclusão: a queda já prevista se deve ao fato de que eu seja conhecedor dos meus limites, mas não os respeitei. Conhecem aquele ditado que diz: "Vai dar para chegar"?

Capítulo 51

Casos Engraçados e Apelidos

Relatos sobre casos engraçados, ocorridos comigo durante esses 22 anos com a DP

Caso do barbeiro:

Eu trabalhava nessa época na Esso, na Avenida Presidente Wilson, 118, centro, e, na hora do almoço, fui até o barbeiro na rua Sta. Luzia, esquina com rua México. Ao chegar no salão, fui recebido pelo barbeiro. Sentei bem próximo da janela e o profissional me perguntou se queria ler alguma revista ou jornal. Respondi que não. Ele então começou a me preparar para fazer o cabelo e barba. Fui coberto com um avental que ia até o joelho. Papo vai, papo vem (coisas de barbeiros: adoram uma conversa fiada), tudo corria normal; ele cortava o meu cabelo e conversava.

Num certo momento, eu que estava com as mãos cobertas sob o avental e na altura do quadril, comecei a tremer. Com isso, o avental começou a subir e descer devido ao tremor. O barbeiro silenciou e ficou observando, parando de cortar o meu cabelo. Então, me disse: "Pô, doutor, aqui não!" Conclusão: ele pensou que eu estava me masturbando, devido ao subir e descer do avental. Eu disse que não era nada daquilo, mas um tremor devido a DP Levantei o avental para ele se certificar do eu dizia.

Os casos dos bêbados é devido eu ter desenvolvido Coréia, popularmente conhecida como doença da dança, que faz com que o paciente pareça estar embriagado, fui ao clube e fiquei por 10 minutos pois o clube esta muito cheio; resolvi voltar para casa e, no meio do caminho, encontrei quatro rapazes fazendo xixi. Notei que estavam todos embriagados. Como ao retornar eu já estava em crise e andando sem postura, um dos rapazes falou: "Pô, galera, nos bebemos pra caramba, mas aquele ali tomou todas! Olha só!" Continuei andando e, ao mesmo tempo, rindo.

Caso do bêbado 1:

Estava eu no clube andando em direção à secretaria; uma sócia conversava com um diretor do clube: "Veja só, como pode um diretor do clube andar bêbado a essa hora da manhã, por volta das 10 horas! Pior é que os meus netos andam com os filhos dele". O diretor virou para ela e deu uma chamada daquelas: "Você não está vendo que o rapaz tem DP?"

Caso do bêbado 2:

Fui a um baile no clube. Por volta das 11 horas, saí da festa em direção à portaria. Comecei a sentir ameaças de crise. Havia algumas crianças brincando no meu trajeto; eram filhas de sócios. Ao passar por um grupo delas, uma pulou na minha frente e disse: "O bêbado não me pega!" batendo palmas e repetindo o refrão várias vezes". Conclusão: saí rindo.

Caso do bêbado 3:

Esse caso foi muito engraçado. Durante uma festa a fantasia do Clube Comary, já pela madrugada adentro, resolvi ir até a 'portaria do clube para ver como andava o baile. Não fiquei mais

Meu banheiro tem a pia bem próxima ao vaso e, para que tenha um bom equilíbrio, coloco um dos pés apoiado no vaso, enquanto faço minha higiene (lavando o rosto, escovando os dentes etc.). Certa feita,

Apelidos:

perdi o equilíbrio por falta de atenção; meu pé foi parar dentro do vaso. "Ninguém merece!", falei comigo mesmo.

Devido ao bom humor e meu espírito alegre, recebo muitos apelidos de meus amigos. Eis alguns:

Tremendão, Erasmo Carlos, Ziguezague, Tá fundo tá raso, Bêbado, Alcóolatra, Viciado (devido à quantidade de remédios que tomo, é claro), Marquinhos balangandã etc.

Capítulo 52

Aos Portadores de Parkinsonismo

Responsável pela matéria

Dra Aline de Mello Brandão / Neurologia.

ZE DA VIDA. MANTER-SE OTIMISTA

LEMBRAR À FAMÍLIA QUE A NCAPACIDADE DE INICIAR TAREFAS É

UMA DAS DIFICULDADES DA DOENÇA, NÃO É "TEIMOSIA'.

CONTROLAR A PRESSÃO ARTERIAL, O DIABETES E EVITAR FUMAR.

REAGIR, MOBILIZANDO SEU PENSAMENTO PARA A REABILITAÇÃO. NÃO ISOLAR-SE. ESTIMULAR O PACIENTE EM SEUS ESFORÇOS PARA FALAR, AINDA QUE AS PALAVRAS SEJAM PRONUNCIADAS COM LENTIDÃO.EVITAR "MEDICAR-SE" SEM ORIENTAÇÃO PROFISSIONAL. EXISTEM, ATUALMENTE VÁRIOS MEDICAMENTOS COM EXCELENTES RESULTADOS.

MOTIVAR-SE E COLABORAR COM AS ATIVIDADES DE REABILITAÇÃO. AS ATIVIDADES FÍSICAS DIÁRIAS DEVEM SER MANTIDAS: É IMPORTAM ____ E USAR ROUPAS CONFORTÁVEIS E CALÇADOS ADEQUADOS. NO VERÃO, USAR ROUPAS LEVES E PERMANECER EM CASA DURANTE O CALOR DO MEIO-DIA. SAPATOS SEM CORDÃO VESTIDOS COM ZÍPER NA PROCURAR CUMPRIR AS ORIENTAÇÕES DE SEU NEUROLOGISTA E DOS REABILITADORES: CUIDADOR,

FISIOTERAPEUTA, PSICOTERAPEUTA, FONOAUDIÓLOGO, TERAPEUTA OCUPACIONAL, MÉDICO, ETC.

9. CUIDAR DE SUA HIGIENE: BANHO DIÁRIO, ESCOVAR OS DENTES, HIDRATARA PELE, LIMPEZA DAS UNHAS.OS BANHEIROS DEVEM SER EQUIPADOS COM CORRIMÃO.

10 ALIMENTAR-SE MODERADAMENTE, EVITANDO ALIMENTOS GORDUROSOS, DE ACORDOS RECOMENDAÇÕES DE SEU MÉDICO,OU DE NUTRICIONISTA. MANTER DIETA EQUILIBRADA, INGESTÃO DE LÍQUIDOS, FRUTAS (MAMÃO, AMEIXA), VEGETAIS FOLHUDOS, AVEIA, AJUDARÃO A NORMALIZAR O INTESTINO "PREGUIÇOSO".

11. ESTIMULE-SE O PACIENTE A MANTER-SE TRABALHANDO POR TANTO TEMPO QUANTO POSSÍVEL.

12. NÃO DESISTIR DE CINEMAS, OUVIR MÚSICA, CANTAR, DANÇAR, PASSEAR, IR À IGREJAS OU TEATROS,

VISITAS E OUTRAS ATIVIDADES QUE O AGRADAM.

13. CONSULTAR SEU MÉDICO REGULARMENTE.

14. VIVER E USUFRUIR DA VIDA, NÃO APENAS SOBREVIVER!

15. ESTABELECER AMIZADES NOVAS E CULTIVAR AS ANTIGAS".

Capítulo 53

Maconha

Estudo aponta eficácia do canabidiol em pacientes com mal de Parkinson

Pesquisa constatou ausência de efeitos colaterais após uso da substância. Descoberta abre nova possibilidade terapêutica, diz coordenador.

pode ser a droga ideal para tratamentos neurológicos .

Uma pesquisa recente sobre o uso medicinal do canabidiol (CDB) mostrou que essa substância extraída da maconha pode ser eficaz no tratamento de pacientes com mal de Parkinson. Segundo o professor José Alexandre Crippa, da Faculdade de Medicina de Ribeirão Preto(FMRP) da Universidade de São Paulo (USP), um dos coordenadores do estudo, pela primeira vez, o grupo de voluntários que ingeriu cápsulas contendo canabidiol apresentou melhoras na qualidade de vida e no bem-estar. O estudo foi publicado em outubro na revista "Journal of Psycopharmacology", da Associação Britânica de Farmacologia.

O CDB é uma substância canabinoide existente na folha da *Cannabis sativa* - a maconha - que, de acordo com pesquisadores, não causa efeitos psicoativos ou dependência. O elemento possui estrutura química com grande potencial terapêutico neurológico, ou seja, pode ter ação ansiolítica (que diminui a ansiedade), antipsicótica, neuroprotetora, anti-inflamatória, antiepilética e agir nos distúrbios do sono. "Queríamos ver o efeito do canabidiol nos sintomas motores, por isso realizamos um ensaio clínico com pacientes com Parkinson", explica Crippa.IIO mal de Parkinson é uma doença neurodegenerativa que provoca tremores nas extremidades do corpo. Geralmente, 50% dos pacientes desenvolvem quadros de alteração cognitiva. "A pessoa altera a memória, a atenção, sofre efeitos de alteração motora na marcha, no equilíbrio. Além disso, 80% de pacientes com a doença adquirem depressão e transtorno comportamental de sono", diz Crippa. Durante seis semanas, a equipe monitorou 21 pacientes com Parkinson, divididos em três grupos – o primeiro recebeu 300 mg de canabidiol ao dia, o segundo 75 mg e o terceiro placebo (sem nenhum princípio ativo). Para que não houvesse influência psicológica e sim um efeito farmacológico eficaz, nem os pacientes, nem mesmo os médicos tinham conhecimento sobre quem estava tomando qual cápsula.

Um terceiro integrante da pesquisa numerou as substâncias e os dados foram cruzados apenas no final, quando foi constatada melhora no quadro dos pacientes que ingeriram canabidiol na dose de 75 mg, e ainda melhor na dose de 300 mg. "O mais importante é que o medicamento não apresenta efeito colateral, ao contrário dos já utilizados", afirma Crippa.

Conforme o professor explica, as drogas atualmente usadas no tratamento da doença causam efeitos colaterais negativos, como a chamada discinesia tardia, que são movimentos repetitivos involuntários de extremidades, e movimentos da língua e mordidas nos lábios, além de sintomas psicóticos, como escutar vozes, ter delírios e mania de perseguição.

De acordo com o pesquisador, a descoberta abre uma nova possibilidade terapêutica para o mal de Parkinson, especialmente em casos refratários e mais graves, como quando a doença se manifesta na juventude, com a tendência de progredir de forma rápida e severa. "O canabidiol tem se mostrado eficiente para todas essas comorbidades. Seria a droga ideal", afirma o pesquisador.

Viabilização

Segundo Crippa, o canabidiol deve ser regulamentado muito em breve e provavelmente até o final deste mês o Conselho Regional de Medicina do

Estado de São Paulo (Cremesp) e a Agência Nacional de Vigilância Sanitária (Anvisa) irão classificá-lo.

O professor acha importante ressaltar que o canabidiol não é maconha, é apenas uma substância presente na planta. Ele afirma que para evitar qualquer tipo de equívoco a respeito de sua aplicação um site sobre o assunto será lançado em breve. "Não existe maconha medicinal e sim substâncias medicinais. A maconha fumada invariavelmente traz danos à saúde. O uso crônico, principalmente de adolescentes, causa danos cerebrais e aumentam em 370% a chance de desenvolver esquizofrenia", alerta.

Fonte: http://g1.globo.com/sp/ribeirao-preto-franca/noticia/2014/10/estudo-aponta-eficacia-do-canabidiol-em-pacientes-com-mal-de-parkinson.html

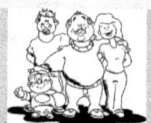

Capítulo 54

CONVIVENDO BEM COM A DOENÇA DE PARKINSON
Um guia de informações e orientações
FISIOTERAPIA

O que é a Fisioterapia?
    É uma área da saúde que busca promover, reeducar e manter o movimento corporal para que as pessoas possam realizar suas funções com qualidade e maior independência possível.

    Como a Fisioterapia pode atuar junto ao indivíduo com Doença de Parkinson?

A Fisioterapia pode ajudar você a "funcionar" melhor através de exercícios regulares e orientações, favorecendo inclusive o seu estado psicológico. Mantenha-se ativo. MEXA-SE! Isso vai fazer bem para o seu O corpo e para sua cabeça também! Para "funcionar" bem, você precisa:

- ativar, alongar e fortalecer os músculos;
- movimentar todas as articulações para não "enferrujar";
- treinar movimentos e atividades difíceis para você;
- melhorar a respiração e diminuir o cansaço.

Quais as principais dificuldades causadas pela Doença de Parkinson?

A DP pode provocar alterações emocionais (depressão), alterações sociais (isolamento), alterações cognitivas (perda de memória) e alterações motoras que podem causar dificuldades funcionais aos indivíduos. Tais alterações estão relacionadas com o controle do equilíbrio, da postura e dos movimentos:

- Tremor: acontece principalmente em repouso. Em geral, começa discreto principalmente nas mãos e braços e pode atingir apenas um ou os dois lados do corpo.
- Rigidez: o corpo torna-se menos móvel, com pouca flexibilidade (inclusive o rosto).
- Lentidão dos movimentos: os movimentos tornam-se menos ágeis e as atividades do dia-a-dia demoram mais tempo para serem realizadas.
- Alterações posturais: os braços e as pernas tendem a ficar dobrados e o corpo tende a ficar curvado para frente dificultando a manutenção da postura erecta e prejudicando o equilíbrio.

- Alterações no andar: os passos tornam-se mais curtos, arrastados e pode haver dificuldade com o equilíbrio e tendência a quedas.

O que fazer para tentar diminuir esses problemas?

IR A LUTA! A melhor forma de minimizar as dificuldades causadas pela doença é desenvolver atividades físicas e mentais, contribuindo assim para o seu próprio bem-estar. Algumas "dicas" e orientações podem ajudar você a conviver bem com a DP e levar sua vida com qualidade. Nos próximos itens estaremos tratando disso.
- O tremor;

Alguns "truques" podem ser usados em ocasiões especiais para diminuir o tremor e favorecer o seu conforto.

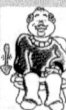

Apoie a mão sobre a cadeira e jogue o peso de seu corpo sobre ela

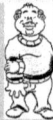

Coloque a não embaixo da coxa por algum tempo.

Ao caminhar
Estique o corpo e jogue os ombros para trás. Levante a cabeça e olhe em frente. Mantenha os pés afastados para melhorar o equilíbrio. Toque primeiro o calcanhar no chão e procure dar passos maiores elevando bem os pés (tente não arrastá-los). Não coloque os braços atrás ou a frente do corpo. Eles devem estar livres enquanto você anda.
Se você perceber que ao andar está "acelerando" muito:
PARE!
TRANQUILIZE-SE!   REPROGRAME-SE!
RECOMECE!

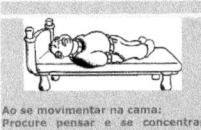

Ao se movimentar na cama:
Procure pensar e se concentrar na sequência de movimentos que você necessita fazer:

1

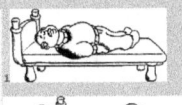

2

Deitado de barriga para cima, dobre os joelhos.

3

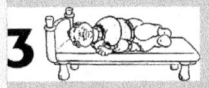

Vire a cabeça e leve o braço para o lado desejado. Leve as pernas para o mesmo lado

4

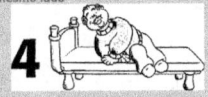

Vire a cabeça e leve o braço para o lado desejado. Leve as pernas para o mesmo lado

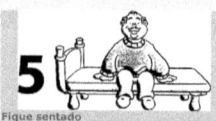

5 Fique sentado

Para se deitar partindo de sentado, faça a sequência ao contrário:
Ao passar de sentado para de pé
1. Sente-se próximo a beirada da cama/cadeira
2. Coloque os dois pés mais para trás
3. Leve o corpo a frente e dê um impulso
4. Levante
Se necessário, balance o corpo algumas vezes ou use um banco, cadeira ou mesa para se apoiar, antes de levantar.

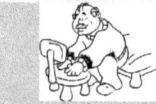

• Ao passar de pé para sentado
1. Mantenha os pés afastados
2. Encoste a parte posterior das pernas na beirada da cadeira/cama
3. Dobre bem os joelhos e incline o corpo para frente
4. Sente.
Evite "despencar" na cadeira ou sofá.
Se necessário, apoie as mãos nas pernas ou nos braços da cadeira.

• Roupas
Se você tem dificuldades para abotoar, prefira roupas com elástico ou velcro. Escolha sapatos confortáveis, fáceis de encaixar o pé e com solado que não deslize. As calçadeiras podem ser utilizadas como auxílio.

Banho
Não é hora de treinar o equilíbrio!

Use tapete antiderrapante, barra para apoio ou tome banho sentado utilizando cadeira ou banco de plástico.

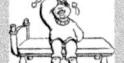

• Cuidados em casa
Evite qualquer coisa que provocar um tombo. Deixe seu caminho livre.
EXERCÍCIOS QUE PODEM SE PRATICADOS EM CASA
Atenção!
Antes de iniciar os exercícios esteja certo de que você sabe a maneira correta de praticá-los.
Respire normalmente durante os exercícios. SOLTE O AR ao realizar o maior esforço.
O acompanhamento de um Fisioterapeuta é fundamental para corrigir, modificar ou acrescentar sua série de exercícios.

Os exercícios devem ser feitos todos os dias. Descanse nos fins de semana.
Faça caminhadas durante 30 minutos pelo menos 3 vezes por semana.

Sentado
Durante todos os exercícios os pés devem permanecer apoiados no chão, joelhos separados e as costas retas,

MOVIMENTE SEU ROSTO!
Algumas "caretas" ajudam a trabalhar os músculos da face. Você pode fazer estes exercícios na frente de um espelho. Repita 5 vezes cada expressão.

- Levante bem as sobrancelhas e abra os olhos. Que surpresa!
- Encontre as sobrancelhas como se estivesse com raiva.
- Feche os olhos com força.
- Enrugue o nariz. Que cheiro ruim!
- Faça um "bico" com a boca como se fosse dar um beijo.

- Dé um largo sorriso. Sorrir nunca é demais!
- Abra a boca exageradamente.
- Encha bem a bochecha de ar e depois solte.
- Movimente a língua dentro da boca (em cima, embaixo, de um lado para outro).

VAMOS MOVER A CABEÇA!
Incline somente a cabeça em direção ao ombro ajudando com a mão. Mantenha a posição contando até 20 e repita 4 vezes para cada lado.

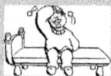

Rode somente a cabeça para um lado, tentando olhar para trás. Tente virar o máximo que conseguir, sem provocar dor. Repita 10 vezes para cada lado.

VAMOS MOVER OS BRAÇOS E AS COSTAS !

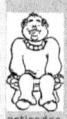

Mantenha as costas esticadas. Levante os ombros perto das orelhas e solte. Repita 10 vezes.

Leve os braços esticados para frente, dedos totalmente abertos e polegar para cima. Abra os braços e leve-os

bem para trás. Solte o ar. Relaxe e
repita 10 vezes.

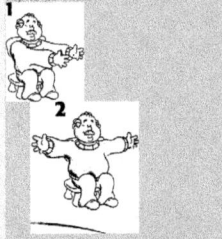

Coloque as mãos na nuca enquanto um
ajudante puxa seus braços para trás.
Conte até 20 e repita 4 vezes

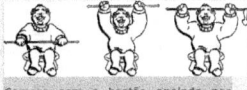

Comece com o bastão apoiado nos
joelhos. Leve o bastão para fren¬te,
para o teto e atrás da cabeça (sem
tocar nela e com cotovelos bem
abertos). Leve o bastão novamente
para o teto e volte a posição inicial.
Repita 10 vezes.

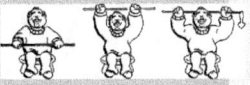

Apoie as mãos abertas e braços
esticados na cadeira ou cama (firme) e
levante o corpo tentando tirar o
"bumbum" do assento. Solte o ar.
Repita 10 vezes.

Levante os braços esticados em direção ao teto e com as palmas das mãos viradas para cima, ESPREGUICE! Movimente seus pés fazendo círculos para dentro e para fora.

Em qualquer momento do dia, use uma bola pequena e firme, uma laranja ou limão e aperte-o contra a sola do pé. Movimente para cima e para baixo, massageando os pés.

Dê pé:
Incline o corpo para o lado direito e para o esquerdo, não dobre o corpo para a frente. Repita 10 vezes para cada lado.

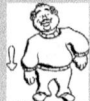

Rode o corpo para a esquerda e para a direita. Os pés não devem sair do lugar. Repita 10 vezes para cada lado.

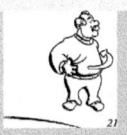

Mantenha as costas selas. Dobre e estique os joelhos. O corpo não deve inclinar para frente ou para tias e os calcanhares não devem sair do chão. Repita 10 vezes.

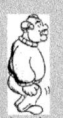

Fique na ponta dos pés e nos calcanhares. Joelhos esticados. Repita 10 vezes. Se necessário, apoie uma mão no encosto de uma cadeira, no parapeito de uma janela ou em uma mesa.

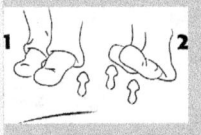

Ando para os lados com as pernas bem esticadas. Dê 10 passos para a direita e 10 para a esquerda.

Apoie os braços na parede e estique a perna de trás sem levantar os calcanhares. Mantenha a posição contando até 20 e repita 4 vezes com cada perna.

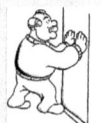

Deitado de barriga para baixo
Coloque os braços para frente e levante-os junto com a cabeça de acordo com o desenho. Mantenha a posição contando lentamente até 5 e repita 10 vezes, LEMBRE-SE: solte o ar durante o exercício.

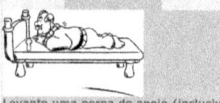

Levante uma perna do apoio (inclusive a coxa) com joelho esticado e

mantenha contando até 5. Replia 10 vezes com cada perna. Modifique a posição da cabeça durante o exercício (ora virada para direita e ora para a esquerda).

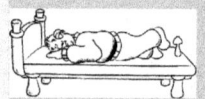

Mantenha a posição do desenho contando calmamente até 20 e relaxe. Repita 4 vezes.

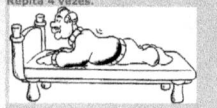

Mantenha o pé nesta posição com sua mão ou com ajuda de outra pessoa. O "bumbum" nunca deve levantar. Conte até 20 e relaxe.
Repita 4 vezes com cada perna e lembre-se de alternar a posição da cabeça.
OBS.: Não faça este exercício em caso de dor no joelho.

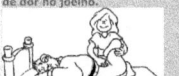

Deitado de barriga para cima alongue a perna, de acordo com o desenho, com a ajuda de uma faixa, corda ou lençol. Deixe a cabeça apoiada e não prenda o ar durante o exercício. Conte até 20 e repita 4 vezes com cada perna. OBS: Este é um bom exercício para aliviar as caimbras.

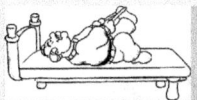

Deitado como mostra a figura, levante a cabeça e os ombros, soltando o ar. Repita 10 vezes.

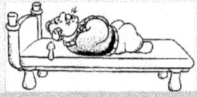

Coloque os braços abertos com as palmas das mãos viradas para o teto. Com os joelhos dobrados, leve as pernas para um lado e a cabeça para o outro. Os ombros devem permanecer

apoiados. Faça o mesmo para o lado
oposto e 10 vezes.

Relaxamento

No final dos exercícios RELAXE por 3 a
5 minutos nesta posição. Respire
profundamente.

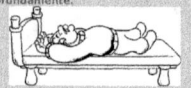

Em algum período do dia ou a noite,
acostume-se a deitar de barriga para
baixo com os pés para fora da cama,
pernas afastadas e braços ao lado da
cabeça. Varie a posição da cabeça: ora
apoie sobre a bochecha esquerda e ora
sobre a direita.

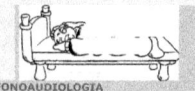

FONOAUDIOLOGIA

O que é a Fonoaudiologia?

É a ciência que estuda, previne e
trata os distúrbios da comunicação.

Como a fonoaudiologia pode atuar
junto ao indivíduo com Doença de
Parkinson.

Algumas das manifestações da
Doença de Parkinson são as
dificuldades encontradas na
comunicação e alimentação. Estima-se
que estas dificuldades afetam 50 a
90% dos portadores dessa doença, O
fonoaudiólogo é o profissional mais
indicado para avaliar, orientar e tratar
os indivíduos com Doença de
Parkinson que apresentam essas
dificuldades.

Corno a Doença de Parkinson pode afetar a Comunicação e a Alimentação

Às vezes, a própria pessoa não percebe as dificuldades que apresenta, então a família ou pessoas próximas podem ajudar no reconhecimento das mesmas. Algumas dessas dificuldades são:

- voz fraca (baixa intensidade)
- monotonia no tom e volume da voz
- voz rouca
- fala "embolada" (articulação pouco clara)
- fala rápida ou lenta
- repetições de sílabas(gagueira) seguidas por pausas prolongadas
- demora para iniciar a fala
- falta de expressão na face
- aumento ou diminuição de saliva
- tosse ou pigarro constantes
- dificuldades para engolir
- engasgos frequentes
- baba
- demora para se alimentar
- dificuldades para movimentar lábios, língua ou bochecha

Se você apresenta algum desses sintomas, essa cartilha pode ajudá-lo através das orientações e dos exercícios propostos. Porem, é preciso ter consciência que ela não substitui a ajuda do fonoaudiólogo caso você necessite desse tipo tratamento.

Corno as dificuldades de Comunicação e Alimentação afetam a vida do indivíduo com Doença de Parkinson.

Essas dificuldades de forma isolada ou associadas prejudicam a convivência do indivíduo com outras pessoas, A pessoa que tem dificuldade de ser compreendida tende a falar cada vez menos. A pes¬soa que tem dificuldades para se alimentar evita frequentar festas, restaurantes e outros lugares pois não se sente à vontade para comer. Esses comportamentos contribuem para o isolamento e depressão.

O que fazer para tentar diminuir esses problemas:

Reconhecer as suas dificuldades e compreender porque elas ocorrem é o primeiro passo a ser dado. Para o sucesso de qualquer trabalho, é preciso que você esteja motivado e participe ativamente das possibilidades terapêuticas para a Doença de Parkinson.

Existem algumas orientações e exercícios específicos que através de um simples treinamento diário podem ajudar você. Eles estão descritos nesta cartilha. É possível que você encontre dificuldades ou mesmo não consiga fazer alguns exercícios, mas não desista, continue tentando e faça o melhor que você puder. Não se esqueça que a repetição é essencial para o aprendizado e a prática leva à perfeição!

Corno é a nossa comunicação

A comunicação é o processo através do qual transmitimos às pessoas nossas ideias e sentimentos.

Existem diversas formas de comunicação: fala, olhares, gestos, desenhos e figuras, escrita...

A fala é a mais fácil e mais utilizada dessas formas de comunicação. Ela é produzida da seguinte forma: Ao falarmos, o ar sai dos nossos pulmões e vai em direção ao pescoço onde se encontram as pregas vocais na laringe. As pregas vocais são estruturas constituídas de pele e músculos que se movimentam com a passagem do ar produzindo a voz. O ar continua subindo até chegar à boca e através dos movimentos dos lábios, língua e bochechas os sons da fala são produzidos (articulados).

Para que sua comunicação seja eficaz você precisa de: boa respiração, movimento adequado das pregas vocais e clareza na articulação dos sons da fala.

I - respiração

O ar é o combustível para a produção da voz e sons da fala, por isso é indispensável uma boa respiração. Você deve respirar "fundo" puxando devagar o ar pelo nariz e levando-o para dentro dos pulmões. Ao entrar nos pulmões, o ar deve movimentar a região do abdome (barriga) não ficando apenas na parte alta do peito. Depois de puxar o ar e encher os pulmões, você deve soltá-lo devagar pela boca como se estivesse soprando. Todos os exercícios de respiração devem ser feitos com roupas confortáveis que permitam o movimento do tórax e abdome.

EXERCÍCIOS RESPIRATÓRIOS

Relaxe o corpo, coloque um objeto em cima de sua barriga e respire como foi descrito acima. Mantenha a respiração tranquila e tente mover o objeto para cima enquanto puxa o ar e para baixo enquanto solta o ar. Repita 10 vezes.

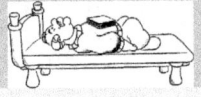

Depois quando você estiver treinado não precisará mais do objeto para perceber o movimento e poderá treinar a respiração sentado ou em pé.

Providencie um canudo de plástico e um copo com água. Assente-se como no desenho, respire fundo e solte o ar soprando pelo canudo e formando bolhas dentro do copo d'água. Não sopre até ficar sem ar. Repita 10 vezes.

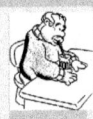

FALA E VOZ

Cada pessoa tem uma voz que lhe é característica, faz parte da sua identidade. Portanto, é muito desagradável para a pessoa perceber.

que sua voz esta se modificando por causa da doença. A Doença de Parkinson provoca mudanças na voz e na fala porque os músculos da laringe, das pregas vocais e da boca são afetados assim como os outros músculos do corpo. Esses músculos apresentam tremor, rigidez e redução dos movimentos prejudicando a fala e a voz.

Estas dicas podem ajudar você a controlar melhor sua fala e voz:
- Beba muita água ao longo do dia (pelo menos 8 copos).
- Evite ficar pigarreando o tempo todo. Quando der vontade de pigarrear respire fundo e engula.
- Procure (articular) movimentar bem a boca enquanto fala. Os lábios, as bochechas e a língua precisam se mover amplamente para que os sons sejam produzidos de forma clara e amplificada, assim a boca trabalha como um alto-falante. Além disso, procure falar devagar.

Tente falar alto e forte. No início pode parecer estranho e você achar que está gritando, mas depois vai perceber que fica mais fácil para as pessoas escutarem o que você diz. Peça aos outros para ajudá-lo a determinar o volume ideal para a sua voz.

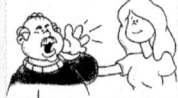

Ao conversar com outra pessoa posicione-se em frente a ela, assim fica mais fácil para vocês se entenderem. Treine falar alto dizendo os dias da semana, meses do ano, contando os números, fazendo a leitura de um texto ou cantando uma música.

EXERCÍCIOS
Esses exercícios devem ser realizados em frente ao espelho para que você consiga fazê-los mais facilmente controlando seus movimentos.

Fale em voz alta as vogais A-E-I-O-U procurando exagerar os movimentos dos lábios, língua e bochechas. Repita 5 vezes.

Mova a sua língua para fora e para dentro da boca de forma alternada. Tente afinar a ponta da língua quando for movê-la para fora. Repita 10 vezes.

Toque a ponta da língua nos quatro cantos da boca (para baixo e para cima, para esquerda e direita). Repita 5 vezes..

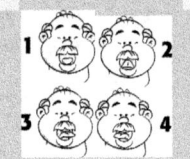

Fale a letra A de forma prolongada depois de respirar profundamente. Exemplo: AAAAAAAAA. Repita 10 vezes,á medida que for praticando, tente aumentar o volume da voz e o tempo de emissão do A.

Fale a letra A com voz fina e depois com voz grossa. Faça o mesmo com as letras E I O U. Repita 3 vezes cada letra.

Como é a nossa alimentação

A alimentação parece algo muito simples, pois é uma tarefa que realizamos todos os dias desde o nosso nascimento. Algumas pessoas apresentam dificuldades para se alimentar e a Doença de Parkinson pode causar essas dificuldades.

Para nos alimentarmos algumas etapas são realizadas.
- colocamos o alimento na boca;
- mastigamos várias vezes o alimento (se for líquido não existe esta etapa);
- levamos o alimento para a região posterior da boca através dos movimentos da língua;
engolimos o alimento levando-o em direção ao estômago. O ato de engolir é chamado de deglutição.

Todas essas etapas são muito importantes para que a alimentação ocorra de forma adequada. Alguns sinais podem indicar que você esta com dificuldades para se alimentar: falta de ar enquanto come, tosse e pigarro durante e depois das refeições, engasgos frequentes, sensação de bolo na garganta, demora para comer, barulho enquanto come, pneumonias frequentes, dificuldades de comer alguns tipos de alimentos... Se você apresenta alguns desses sinais, ATENÇÃO! Procure ajuda de um fonoaudiólogo. Algumas orientações podem ajudar você:

- para quem tem dificuldade, a alimentação deve se tornar um momento de atenção onde a pessoa estará tentando controlar seus movimentos;
- procure colocar pouco alimento na boca de cada vez;
- mastigue bastante até triturar bem os alimentos antes de engolir;
- o engasgo e a tosse são mecanismos de proteção do nosso corpo que impedem que o alimento vá para os pulmões ao invés de ir para o estômago.

EXERCÍCIOS

Se for possível, pratique gargarejo com água todas as vezes que for escovar os dentes.

Se você está tendo problemas com baba, procure segurar um palito de madeira entre seus lábios (segure com os lábios, não com os dentes). Mantenha o palito com muita força e depois relaxe sem deixá-lo cair.

Aproveite o momento de ver televisão ou escutar rádio para fazer esse exercício.

Treine engolir com força, imagine que você precisa engolir um grande comprimido. Treine esta forma de engolir, todos os dias, bebendo um copo de água ou suco gelados. Depois treine com um pedaço de pão ou biscoito.

Passe a língua no céu da boca e depois nos dentes de cima e de baixo. Repita 10 vezes.

Orientação à família

O apoio e a participação da família são muito importantes para o indivíduo com Doença de Parkinson. Sabemos que a doença muda a vida de todos, portanto, compreender as dificuldades do indivíduo e incentivá-lo a manter suas atividades diárias e independência são aspectos essenciais para o bem estar coletivo.

O portador de Doença de Parkinson e sua família devem ser aliados na luta contra a doença.

Esperamos que esta cartilha possa ajudar você. Embora a Doença de Parkinson ainda não tenha cura, existem diversas formas de tratamento que podem contribuir para que você conviva bem com ela. Você também é responsável pela qualidade de sua própria vida e pelo controle da sua doença!

Parte dessa matéria foi extraído da cartilha do laboratório Boehringer Ingelheim. Doença de Parkinson Exercícios e Orientações.

Dra. Fátima R. de Paula Goulart
Professora Adjunta do Departamento de Fisioterapia da UFMG

Dr. Francisco E. C. Cardoso
Professora Adjunto de Neurologia do Departamento de Psiquiatria e

Bibliografia

Neurologia da Faculdade de Medicina da UFMG
Boehringer Ingelheim
0800-7016633

PEREIRA FAI, CERVATO AC. Recomendações nutricionais. In: PAPALÉO NETTO M, editor. Gerontologia. São Paulo: Atheneu; 1996.p.248-61.

1. HATCHER LF, EINEN DG. La Corretta Alimentazione nel Morbo di Parkinson. Associazione Italiana Parkinsoniani (The American Parkinson Disease Association c.);1993.

2. NORBERG A, ATHLIN E, WINBLAD B A ,Model for the Assessment of Eating Problems in Patients with Parkinson's Disease. Journal of Advanced Nursing 1987; 12: 473-81.

3. LIMONGI JC Doença de Parkinson: como diagnosticar e tratar. Rev. Bras. Med 1993; 50 (9)1078-84.

4. Boletim Associação Brasil Parkinson,

n.

GRUPOS LOCAIS BRASILEIROS DE SUPORTE OU

16, 1998 (Problemas do Trânsito Intestinal e Doença de Parkinson), P.06, (Matéria de autoria do Dr. Vitaux, publicada no Boletim n. 53 da Association France Parkinson, tradução da Prof. Teresa de Freitas Lirnongi)

5. COITINHO DC et al. Condições Nutricionais da População Brasileira: Adultos e Idoso. INAM (Instituto Nacional de Alimentação e Nutrição). Brasília, 1991.

6. JUNCOS JL er al. Levodopa methyl ester treatment of Parkinson's disease. Neurology 1987; 37: 1242-45.

7. MARUCCI MFN e GOMES MMBC. Interação Droga-Nutriente em Idosos. In: PAPALÉO NETTO M, editor. Gerontologia. São Paulo (SP): Atheneu; 1996. p.273-83.

8. CERVATO AM et al. A Alimentação na Terceira Idade. São Paulo: Faculdade

de Saúde Pública (USP); 1997.

Extraído na integra do livro:
A Alimentação na Doença de
Parkinson
Autores:
Estefánia Maria Soares Pereira, Cláudia
Carvalheira
Farhud e Maria de Fátima Nunes
Marucci
Laborat

Laboratório Boehringer Ingelhe
Marco Brito

No meu site:

www.doencadeparkinson.com.br

são mencionadas as publicações,
como também seus autores.

MARCO ANTONIO SANCHES DE
BRITO
RUA TENENTE LUIZ MEIRELLES,
2800 BOM RETIRO TERESOPOLIS /
RJ
CEP 25954-000

UMATRAJETÓRIA DE VIDA

Capitulo 55
O nascimento

Em uma manha do dia 18 de
Setembro de1962 no município de
Duque de Caxias-RJ, na rua Pastor
Belarmino, 681, nascia Marco
Antonio Sanches de Brito, de parto
normal realizado em casa.
O terceiro e ultimo Filho do casal
Manoel Lopes de Brito e de Ester
Sanches de Brito.
Uma detalhe muito interessante e
que só fui registrado em 11 de
Janeiro de 1963, por que ? Nem o
meu pais sabia explicar o fato.
Batizado por tio chiquinho (que
padrinho ~ Saudades) e tia Gessy.
Minha infância foi de um verdadeiro
garoto de rua, onde eu passava a
maior parte do meu tempo, seja
soltando pipa, jogando bola, bolas
de gudes, rodando pião , brincando

de garrafão , pique bandeira, ou seja tudo que um garoto saudável pode fazer eu fiz.

Capítulo 56
Educação

Na educação estudei no Instituto de Educação Governador Roberto Silveira, onde diz até a 4 série, quando fui para um colégio particular o Colégio São José que tinha como Diretor e proprietário o professor José Cozolino, um homem serio e muito inteligente, mas tarde foi eleito Deputado Estadual. O interessante e que a sua casa fazia parte do anexo do prédio, fui varias vezes lá, só de curiosidade, coisas de adolescentes. Passei grande parte de minha juventude e onde fiz muitos colegas entre elas Sergio Rosinha (hoje ele e tipo gerente do posto de gasolina de propriedade de seu cunhado na cidade serrana de Petropolis), Washington (esse virou pastor), Ricard o cabeção (rapaz de uma inteligência que se destacava dos demais hoje ele e professor de inglês), Antonio Maxx (o bobeba era um cara que nem esta aí pra vida mais também muito inteligente se formou em informática abriu uma firma onde ele fazia programas para vender), Antonio Carlos (o batata ele terminou o segundo grau e foi trabalhar no bar de seu pai aqueles famosos pé sujo), Joselina (a Jo, uma morena com cabelos compridos e lisos castanhos, eu era apaixonado por ela, mas ela gostava era do rosinha, a ultima noticia que tive dela foi que ela trabalhava em uma concessionária de carros), eu também fui paixão de alguém a Jackeline (uma menina ate muito bonitinha mas magrinha, cabelo de hene, ela só ficava atras de mim, se saia para um baile estava Jackeline la,se fosse ao cinema estava ela lá, isso tudo quem dava a maior forca era Katia Sanches, minha prima que estudava comigo e fui muito feliz, namorei muito, pois tinha uma beleza onde as garotas me adoravam, o meu uniforme se destacava entre os de mais pois era de uma limpeza só e um branco que só minha mãe sabia dar e por ser o goleiro titular da seleção do colégio, me formei em técnico em edificações logo em seguida passei para faculdade de Administração de Empresa onde fui ate o 7 periodo, onde resolvi fazer Arquitetura, depois Engenharia civil, Biologia e por final letras e tentei por duas vezes medicina na qual não passei no vestibular, nenhuma delas eu terminei, mas não me arrependo disso, apesar de fazer falta.

Capítulo 57
Minha vida Profissional

Na minha vida profissional eu so tive um emprego

Na ESSO , onde fui admitido em 01 de Abril de 1978 como office-boy emprego que devo ao meu tio Vicente e meu irmão Manoel Carlos. Tive uma trajetória muito interessante na ESSO, passado por vários setores e onde tive bons supervisores e gerentes, como também péssimos supervisores, não vou tocar em nomes, mas pêlos setores por onde passei maus momentos (Campos Eliseos) e o CPD — matriz no turno da madrugada, mas como dizia tio Vicente os chefes passam e nos ficamos. Durante esses anos todos de ESSO, vi muitas coisa errada, muitos chefes cobrindo seus pupilos e dificultando outros, como também ganhei vários amigos e difícil mencionar todos, mas fica em minha lembrança os que realmente são: Luis Claudio (Bico), Maria Beatriz (Bia), Fernado Cirilo, Geraldo, Estelaine, Sandin (esse me deu muito apoio quando vim para

Teresopolis), Ze Manuel, Admitilson, Alcides, JRPeyon, Ulisses, Marcelo Nogueira, Murilo Tupinamba (meu consultor religioso) ,Valcy, Leonel, Aureo, Irene, Marcel, Lucio, Marina, Dr. Bernardo, Dr.Lucena, Soninha, Tia Vera, Wanderley Jacob (esse foi uma amizade que surgiu na ocasião da minha negociação de aposentadoria um profissional correto e apesar de Ter entrado junto comigo na ESSO, só fui Ter contato com ele nesse período da minha saída), o Phill amigo americano do Texas (USA) e Roberto Henrique (Bebeto) cada um deles eu tenho um carinho diferente, cada um tem sua característica. Isso passou durante 25 anos de dedicação a empresa que me deu todas as oportunidades de crescer e desenvolver um brilhante trabalho.

Capitulo 58
O casamento

Casei muito jovem só tinha 19 anos, com Maria Teresa uma mulher que ate hoje se dedica em prol de nossa família. O casamento que foi realizado em 15 de Dezembro de 1983 na matriz de Santo Antonio em Duque de Caxias, com Maria Teresa, tivemos como padrinho meu primo numero um, José Petronio e sua esposa Lilian, teve uma recepção simples no próprio salão da paroquia.

Nossa lua de mel foi na casa da praia de tia Noemia em São Pedro da Aldeia, região dos lagos do Rio de Janeiro. Desse casamento feliz e harmonioso foi gerado três filhos Marcus Vinicius (19) e os gêmeos caso inédito ate então na família Carlos Eduardo e Carlos Felipe (17). Marcus Vinicius (o marquinhos, ele em um garoto com muita responsabilidade e muito educado , Carlos Eduardo (e o tipo de garoto questionador, mas muito inteligente) e Carlos Felipe (esse não tem igual a sua vaidade, só gosta de roupas de marcas e bons perfume e coisas caras também

Capítulo 59
O Esporte

Sempre fui fanático por futebol, tricolor de coração – Fluminense, ia sempre no maracanã com o tio Mederico, tio Chiquinho, Luiz, Carlos Eli, Paulinho, Vavai.

Tio Mederico vascaíno doente, ele vinha do Espírito Santo (Presidente Kennedy) sempre nas datas dos jogos do vasco, a única coisa meio esquisito era que eu ficava na torcida do vasco e quando o fluminense fazia gol eu vibrava por dentro. Isso foi durante anos.

Um dia tio Vicente marcou um jogo contra o do Tio Mederico o jogo foi acertado para ser realizado em Presidente Kennedy. As viagem era uma sacanagem só, muita bebida e muito pagode os nossos jogadores já chegavam cansados e malandro tio Mederico preparava o churrasco para antes do jogo onde só tinha para beber uma cachaça de nome floresta e o resultado era sempre a favor do time da casa, no dia do jogo era uma festa na cidade, tio Vicente ficava em um estresse só por sua vez tio Mederico era só festa. Voltamos vários anos a Kennedy e sempre a mesma coisa.

Capítulo 60
Guapimirim e Vale do Ipê

Veio a época de Guapimirim, onde tio Chiquinho comprou uma propriedade em um sítio muito grande onde o dono fez um loteamento. Era um barato, a casa ficava cheia e eu sempre ia com tio Chiquinho, Carlos Eli, Paulinho, Fazíamos a maior festa fora o pessoal amigos de Paulinho e Carlos Eli, era uma turma muito grande e quase todos professores. O sítio tinha a casa sede que era muito grande, campo de futebol e piscina com água corrente, a única coisa eram os mosquitos, mas só o prazer de estar no meio daquela turma era uma alegria e tanto, mas como nessa vida tudo passa e com o passar dos anos a turma foi deixando de ir ate que tio Chiquinho acabou vendendo. Mas valeu quando durou.

Vamos passar pelo Vale do Ipê clube campestre onde eu jogava bola e estava na melhor forma no gol e tio Chiquinho esse era padrinho de verdade me dava camisa de goleiro, ou seja o kit completo e a rivalidade era sempre com Paulinho (primo) ele até que jogava bem mas reclamava e falava muito em uma ponta tio Chiquinho na outra tio Arildo um craque, na defesa de um lado Luiz e do outro Carlos Êli o meio campo tinha meu irmão Manoel Carlos que era um jogador muito inteligente, mas sem preparo físico.

Capítulo 61
Cabo Frio

Viajando para Cabo Frio, praia da região dos lagos, todo carnaval a Regina (prima que gosto muito e muito sincera), fazia um grupo para alugar uma casa na praia de Cabo Frio, para passar o carnaval. Era uma coisa muito gostosa, pois Cabo Frio e a sensação da época e ate hoje continua sendo, mas a cidade e invadida por mais de 1 milhão de pessoa.

Passávamos a carnaval em uma só folia e sem falar na bebedeira que era. Uns que chegavam de manha outros só chegavam para o almoço e outro que só apareciam para tomar banho e sair de novo, uma maravilha, mas com o passar dos anos Regina se casou e as pessoas não mas se organizaram para passar o carnaval em cabo frio. Acho que só Regina com aquele temperamento e que conseguia fazer com que a coisa funcionasse. Foi também uma bela época.

Capítulo 62
Tia Marica

Não poderia de deixar o meu relato em relação ao pessoal da tia Marica (irmã de minha mãe, mulher de fibra forte, hoje ela anda meio doente, mas vai passar se Deus quiser).

Minha prima Elbea filha de tia Marica foi que nos levou para passear e muito, graças a tia Marica e que conhecemos o Estado do Espírito Santo, (Vitória, Cachoeiro do Itapemirim , Presidente Kennedy, etc...) e entre outras cidades Natividade, Porciúncula, Itaperuna, Calçado, Rosal, Pádua, etc... e sem falar nas férias que passei em Niterói na casa de tia Marica, há tempo bom, não dava nem vontade de voltar para casa. Já casado com Teresa, Petronio que tinha comprado uma casa na praia de Massambaba (praia da região dos lagos próximo a praia de araruama) nos convidou para passar o carnaval com eles, a casa estava cheia e era uma folia só.

Tia Marica foi uma tia que mais fazia pela minha mãe e por nos e continua fazendo ate hoje. Obrigado tia por tudo que vocês nos proporcionaram.

Outras tias e tios não poderiam passar em branco: Tia Ruth, me adorava ela sempre dia que se na falta de minha ela que me adotaria (Tia Ruth tem DP); Tio Célia, um amor de tia, mas tinha um marido muito serio e para nos adolescentes era o tio chato; Minha madrinha tia Gessy, ela e uma mulher de um coração muito bom e de poucas palavras e seria; Tio Vicente, esse era o homem que só a opinião dele e que era a certa só ele sabia de tudo, mas gostava de ajudar muitas pessoas, arrumava emprego nas empreiteiras da Esso para muitos;

Capítulo 63
A primeira parte

Os relatos acima foram alguns dos meus momentos mais feliz de uma trajetória brilhante e a partir dessa nova etapa de minha vida eu mudei muito o modo de ver o mundo, as pessoas, ficou tudo muito diferente, mas uma coisa certa a minha alegria de viver nunca e já mais será de tristeza.

Estou querendo com esse livro, provar que eu tinha uma vida normal e feliz, sem problemas, mas aos 30 anos eu fui pego de surpresa com diagnostico de Doença de Parkinson e nem por isso deixei de brincar, de ser feliz, de levar uma vida cheio de carinhos com meus filhos, minha esposa Teresa, que sem ela eu certamente não estaria bem como estou, pois tenho uma cabeça sem depressão e alegre. Bem agora você me pergunta como se faz isso, Ter uma doença grave, progressiva, irreversível e incurável e viver bem com toda essa alegria em alto astral ?

Bem, deixar as coisa acontecer sem que você se envolva com pequenos ou grandes problemas. Quando me aposentei entreguei a minha aposentadoria para Teresa e o aluguel do apartamento que comprei para ela, evite ficar pensando puxa vida por que logo comigo, não pense na DP diariamente e claro que nos pensamos, tenha fé, o mais importante disso tudo e como diz meu primo Luiz Carlos Lopes e Ter harmonia em casa uma casa com alegria só traz alegria e sem falar que se tem que morar bem, em um lugar agradável onde você possa fazer suas caminhadas sem preocupação e claro que nem todo mundo pode fazer isso infelizmente.

Capítulo 64
Teresópolis

Nossa transferencia para Teresopolis na Granja Comary eu dedico a minha cunhada Cassinha e Mario, eles tinham idéia de vir morar aqui em Teresópolis e construíram uma bela casa aqui na granja comary, onde Cassinha fez questão de construir uma casa para que nos também viesse morar com eles, casa essa que fica nos fundos onde tem eles moram uma casa solida e bem grande.

Pois bem tomamos a decisão de vir morar todos em Teresópolis e isso já se passaram 10 anos. Com a minha vinda para Teresópolis, solicitei para Esso que me transferisse para o CEM – Centro de Treinamento de Marketing, local super agradável, onde eu passei o final de minha vida profissional.

Capitulo 65
O Inicio da DP

Relato feito pelo autor e portador na data mencionada.

1996
Hoje em 2002 a realidade e outra, a doença teve uma evolução normal e estou em plena atividade profissional e tenho muita dificuldade em sair na parte da tarde onde tenho uma fadiga grande e isso, só ocorre no período entre 14:30h as 16:30h, uma coisa muito complicada de se entender. Hoje estou me tratando com o Professor Americo Fernando da CNT - Clinica de Neurologia de Teresópolis na qual gosto muito.

Teresópolis / Granja Comary, 05 de Junho de 1996
Marcos Antônio Sanches de Brito

Uma doença difícil de tratar e ainda incurável faz parte do cotidiano de muitos brasileiros. A solidariedade e o carinho da família, aliados ao convívio com as associações de apoio, são fundamentais para resgatar a independência do paciente, normalmente deprimido e isolado da sociedade.

Em Abril de 1992, eu tinha 30 anos incompletos. Casado com Teresa desde 15/12/83 e três filhos: Marcus Vinícius com 8 anos, Carlos Eduardo e Carlos Felipe (gêmeos) com 5 anos. Uma família com muito amor e harmonia. Trabalhando na Esso Brasileira desde 1/04/78 no setor de Telecomunicações.

Tudo se deu início em Abril/92, com os primeiros sintomas de uma doença que hoje clinicamente já esta definida como Parkinson. Com um leve tremor na mão direita e perna direita, em seguida a falta de coordenação e os movimentos lentos, sempre do lado direito, e quando eu fazia algum tipo de exercício mais que o normal, estes tremores aumentavam, isso me dava um ar de preocupação e eu já escondia esses sintomas dos familiares e colegas, foi então que fui ao departamento médico da Esso e falei com o médico que passou um calmante, alegando que estava estressado e no fato estava mesmo, pois eu estava trabalhando muito. Feito isso tomei por mais ou menos 20 dias e nada de parar com o tremor voltei ao departamento médico da Esso que me disse, "que deveria encaminhar-me para um Neurologista". Fiquei maluco e pensando em besteiras e várias coisas ruins. Bem fui encaminhado para o Prof. Pedro Sampaio . Minha primeira consulta foi muito agradável e tranqüila, pois eu estava me tratando com um ótimo médico. Ele me fez muitas perguntas e disse que tinhas estória de família sobre os tremores, minha avó por parte de minha mãe e duas tias, também por parte de minha mãe, tinham Parkinson ou tremor. Bem, ele me disse para continuar com o FRONTAL 0,5 e me pediu uma Tomografia Computadorizada do Encéfalo para ver se tinha algum problema, fiquei mais louco e pensando só em besteiras mais do que eu já pensava. Nessa altura eu já tinha tremores muito intenso, as vezes incontroláveis. Fui com a cara e a coragem fazer a tomografia na Clínica Felipe Matosso, como tinha solicitado o médico, acho que esse dia foi o pior dia da minha vida, eu tremia tanto que o médico veio falar comigo duas vezes durante o exame. O exame durou aproximadamente 40 minutos, a médica me disse que nada de anormal tinha encontrado. Nessa altura eu já não conseguia assinar o cheque para fazer o pagamento do exame, mas já saía com o pensamento bom, pois tinha uma prévia que nada tinha na cabeça. Voltei a clínica uns dois dias depois para pegar o resultado e mostrar ao Professor no Hospital Samaritano que é anexo à clínica. Bem foi um período de aproximadamente de 30 minutos, que parecia uma eternidade. O Professor chegou e logo me pediu o exame, fomos para uma sala do hospital no 4º andar, o resultado ratificou o que ele já previa, nada de errado ocorria, fui medicado com AKINETON e FRONTAL 0,5. Tomei durante uns 20 dias e liguei para o Professor como ele solicitou. Nada de resultado, o tremor continuava e a falta de coordenação também já era grande e os movimentos cada vez mais lentos.

Nova consulta e após exames clínicos no consultório o mesmo me disse que eu tinha uma SÍNDROME EXTRAPIRAMIDAL. Fui medicado com SINEMET 0,5 pela manha. Fiz umas 3 consultas com o professor e em uma delas informei que estava com a face muita rígida, e o tremor ainda sem muito controle como também os movimentos lentos fui então medicado com LIORESAL e aumentou o Sinemet para mais 0,5 ao dia, como também ele recomendou que fosse feita uma Ressonância Magnética, exame que até hoje não consegui fazer, depois de três tentativas.Foi então que ele me encaminhou para um outro Professor amigo Dr. João Santos que conhecia muito sobre Parkinson para conservar comigo sobre minha doença na qual ele diagnosticou Síndrome de Parkinson. Marquei a consulta e três dias depois lá estava eu em seu consultório sendo analisado. A consulta durou aproximadamente 1 hora e 20 minutos, gostei muito dele também, me tirou todas as dúvidas e trocou a medicação para CRONOMET 0,5 pela manhã, tarde e noite, INDERAL 10 pela manha e tarde e EPHINAL 400 almoço e janta, retirando o LIORESAL, visto que não mais reclamava da rigidez na face.

Liguei pro Professor Pedro Sampaio e informei a mudança do medicamento,ele disse para continuar e estava a disposição e qualquer coisa o procurasse, ele me deixou muito a vontade na escolha, achei muito bonito sua atitude. Isso e que chamo de um grande profissional.

Obtive uma melhora até então foi a melhor, fiz várias consultas com o Professor João Santos e sempre tentando melhorar o meu estado que eu ainda achava que poderia chegar a ser satisfatório. Fizemos uma redução do CRONOMET para tentar trabalhar com o mínimo da medicação, sem sucesso, fizemos uma introdução de tomar o CRONOMET com REDOXON 1g sem sucesso. O INDERAL 10 me apresentou um efeito muito desagradável. Trocamos para o ARTAME que também não deu muito resultado, trocamos para o BENADRYL Comprimido, medicamento que atuava no tremor, medicamento que encontrei nos USA e solicitei ao PHIL (amigo da Exxon), também não obtive resultado, voltamos para o INDERAL com uma dose baixa e trocamos também o CRONOMET para PROLOPA HBS. Tomei por algum tempo e em paralelo fazia Fisioterapia com auxílio de um profissional e de um livreto para pacientes com Parkinson. Na verdade eu não tinha muita paciência com a fisioterapia e só fazia o exercício em casa em uma escala baixa com o auxílio do livreto. Em uma das várias consultas, voltamos para o CRONOMET e sem falar na insistência do Professor em que eu fizesse a Ressonância.

Hoje em Junho/96 eu me sinto bem e equilibrado e como a seguinte medicação: CRONOMET 0,5 manhã, almoço, tarde e noite, INDERAL 10 2 manhã ,1 almoço e 1 a tarde e EPHINAL 400 no almoço e jantar e Fisioterapia segunda, quarta e sexta-feira.

Em meu último exame periódico na Esso, o médico, solicitou que eu fosse ao Professor João Santos, fazer uma consulta, visto que em meu ponto de vista eu achava que a doença tinha evoluído e também falar sobre uma licença médica. Dito e feito, o professor solicitou 3 meses de licença para que eu possa melhor tratar da doença e fazer fisioterapia.

Aprendi muito com a doença nestes 4 anos de tratamento, e duro ver uma pessoa jovem e com vigor de quem adora esportes, ser castigado por uma doença que evolui aos poucos maltratando um jovem que luta muito para combater essa evolução enferma. Leio tudo que vejo sobre Parkinson nos jornais, revistas, programas de tv. O mais importante disso tudo é que tomei uma decisão muito confortante. Resolvi transformar todo esse martírio de quem convive com essa doença degenerativa em alegria. Eu sempre fui uma pessoa alegre mais hoje sou muito mais, apesar dos pesares. Transformo toda tristeza em alegria, sou visto como uma pessoa de alto astral e olha que no início foi muito difícil, eu não saía de casa, não visitava mais os parentes, coisa que fazia com freqüência, para não ser visto com o tremor e com o andar arrastado.

Hoje estou gozando de licença médica e curtindo a vida como nunca gozei, faço caminhadas quase diárias perto de minha casa, nada muito longo e sem falar no lugar que propicia muito essa atividade, é que moro em Teresópolis na Granja Comary, onde tudo e maravilhoso. E o que sempre disse aos colegas que é muito importante ter um ambiente externo bom, para que se tenha tranqüilidade diária.

Capítulo 66
O Início da DP e suas Dificuldades

Tremor leve na mão direita e perna direita;
Falta de coordenação no lado direito do corpo;
Escrita muito ruim - dificuldade em escrever;
Andar arrastado;
Braço sempre parado;
Postura inclinada.

Capítulo 67
Hoje a DP e suas Dificuldades

Tremor intenso na mão direita e perna direita - em repouso e quando vou iniciar algum movimento tenho muito tremor;
Tremor na mão e característico em repouso, os três últimos dedos ficam tremendo o tremor e o que mais incomoda;
Andar muito arrastado e puxando muito da perna;
Dificuldade em levar o grafo e copo ate a boca - esse movimento e que mais tenho dificuldade;

Dificuldade em virar-se na cama - não tenho um sono tranqüilo;
Dificuldades em escovar os dentes e tomar banhos;
Dificuldades em se vestir, ou seja vestir calça, meia, camisa, calçar sapatos e as sandalhas e uma bosta quando ela sai do pé direito;
Dificuldades em dirigir carro - o pé fica o tempo todo no acelerador e não consigo passar as marchas facilmente;
O braço fica sempre em posição de L;
Escrevo muito mal hoje quase ano entendo que escrevo e letra pequena;
Rigidez grande no braço, pecoso, perna e tórax;
Movimentos lentos com o braço;
Fico quase todo tempo sentado;
Tenho uma postura inclinada e empenada;
Dificuldade em levantar da cama, a perna e o braço;

Face muito seria ou seja expressão fechada;
Pele muito oleosa;
Ganhei uns 15 kilos depois da doença;
Meus cabelos apresenta hoje quantidades grandes de fios brancos;

Capítulo 68

Medicamentos Usados, Exames e Médicos
Remédio
Caliamon B12
Akneton
Sinemet
Lioresal 10
Frontal 0,5
Sulpan * NÃO USAR *
Cronomet
Inderal 10
Ephinal 400
Redoxon 1g
Artame 2g
Benadryl
Prolopa HBS

Deprilan 5
Celance 0.25
Contam 200
Sifrol 0,25
Mantidan 100
Pasalix
Vitamina B2
Coezima Q10
Niar 5
Prolopa BD
Sifrol 1g
Insulina sos
Insulina normal
Inderal 40
Rivotril comp 2,5 ml
Rivotril gotas
 EXAMES REALIZADOS

Tomografia Computadorizada ---
28/07/92

Tomografia Computadorizada ---
01/09/18

 MÉDICOS
Professor Pedro Sampaio

Professor João Santos
Professor Americo Fernando
Professor Paulo Fígueiredo

Capítulo 69
Histórico Familiar e Apoio

Histórico da Família com Sintomas
da Doença de Parkinson.
Minha família tem um histórico com
sintomas de Doença de Parkinson,
que vem dos meus avos, uma casal
imigrantes da Espanha da cidade de
Malaga, isso pôr volta de 1915,
VICENTE E JOSEFA.
Casados tiveram 10 filhos nessa
ordem:

   VICENTE X JOSEFA(*0)

Eu, (Marco Brito), tenho como mãe
ESTER casada com MANOEL (família
Brito), que tiveram 3 filhos: Maria
Angélica, Manoel Carlos e Marco
Brito. Os casos que aparecem em
vermelho na relação acima são os

casos que vou mencionar, pois elas tiveram ou tem alguns sintomas da DP.

Em primeiro lugar a família, como pode ser visto, apresentou sintomas nas mulheres (1a. geração), minha avo por volta dos 42 anos, Ruth antes dos 60 anos e Josefa acima dos 60 anos.

(*0)- Minha avo Os sintomas : tremor, muita rigidez e sem força nos braços. A época não existia a L-DOPA, relatam que ela sofreu muito vindo a falecer 13 anos depois ao se engasgar no café com pão.

(*)- Minhas tias A primeira tinha muito tremor, mas com idade avançada. Fazia uso de medicamentos para DP. Faleceu pôr complicações da idade.

A outra tia tem tremor, fica muito em off e rígida. Faz uso de medicamentos para DP.

(1*)- Eu - Marco Brito Dos 3 filhos de ESTER o primeiro caso em homem e aos 30 anos.

INFORMAÇÕES IMPORTANTES
01- A incidência de mulheres.
02- Das filhas em que na família aparecem alguém com sintomas, nenhuma fumava e não bebiam.
03- Das filhas em que na família aparecem alguém com sintomas, os maridos todos eram fumantes e dois deles bebia socialmente.
04- Meu avô Vicente, bebia socialmente.
05- Eu Marco Brito, bebia socialmente.
06- Existe um relato de alguns tio(a)s que minha avó teve um irmão que tinha tremor.

Capítulo 70
UMA HISTÓRIA DE APOIO

Eu sempre tive o apoio da minha família nos meus momentos difíceis, não só por tratar-se de uma família religiosa, onde somos devotos de SANTA RITA DE CÁSSIA, mas também ter uma estrutura familiar de primeira linha.

Bom, como se isso não bastasse, eu tenho o privilégio de fazer parte da equipe de trabalhar da **ESSO BRASILEIRA DE PETRÓLEO** , desde abril de 1978, onde tenho o total apoio nas áreas de saúde e recursos humanos.

Em momento algum tirei proveito da minha doença junto a empresa, é por isso que sou bem quisto junto a diretoria.

Hoje faço minhas atividades em meio expediente e tenho um reembolso para o meu tratamento, sem este benefício não seria possível manter a segurança financeira da minha família.

Não poderia deixar de mencionar o CLUBE COMARY, onde faço parte da diretoria de patrimônio.

No início foi duro, comecei fazendo scout do futebol de veteranos, passando também pela diretoria de futebol de campo e diretoria de escolinhas.

Com meus serviços prestados ao clube, tive o reconhecimento através de placa, medalha e troféu e contando com a confiança dos presidentes **NELSON COUTO** e **ELISEU CARDOSO.**

Agradeço a todos e espero o apoio contínuo.

Capítulo 71
O Relato do Dia a Dia com DP

Bem, vou relatar o meu dia a dia com DP passando minha experiência de 10 anos e algumas dicas de uma doença muito complicada de ser tratada

Vou começar relatando com a noite:
Não tenho um sono saudável, só durmo no máximo 3 horas por noite, também não faço uso de calmantes, se for me deitar as 22:00h acordo por voltas 01:00h da madrugada, se fizer ao contrario e for deitar por volta das 03:00h da madrugada, acordo por volta das 06:00h, isso, não tem jeito. Dormir 5 horas por

noite, isso só ocorre 1 ou 2 vezes por mês.

Acordo bem ligado e sem controle motor algum, tenho dificuldades em andar, levantar da cama ou da cadeira e sem falar no tremor intenso. O que faço para passar o tempo para tomar os medicamentos? Fico sentado na cadeira vendo televisão e fazendo alguma coisa no computador, quando dá o horário do medicamento é um alívio só, saio da crise em pouco mais de 30 minutos. Muito bem após passar a crise estou pronto para ir ao trabalho, quando o coordenador do Centro de Treinamento da ESSO passa para me levar.

Minhas manhas são geralmente muito boas, Não sabemos explicar se e por que minha alimentação é pouca, pois só tomo um ou dois cafezinhos acompanhado de um pãozinho ou se o organismo absorve melhor os medicamentos. Como cada caso é um caso se eu tomar um copo de leite, uma vitamina, copo de Nescau ou Neston, isso faz com que entro em crise tomando já a segunda dose do medicamento ela parece que não faz efeito algum.

Minhas tardes é que são complicadas. Também não sabemos o por que, almoço bem sem tremor e sem aquela dificuldade de levar o garfo até a boca e tendo fugir do conflito do almoço com os medicamentos. Sempre vou ao Clube Comary, jogar uma conversa fiada com os amigos para me distrair, (faço o mesmo na parte da manhã onde vou ver se esta tudo certo na minha pasta como Diretor de Patrimônio, isso ocorre sempre antes de ir para Esso). Por volta das 14:30h, 15:00h tenho que ir embora para casa onde entro em crise, mesmo com os medicamentos nas horas marcadas.

O que são essas crises? São fadigas,
.

tremor acentuado e uma rigidez muito grande e o estado de off, onde mal posso me movimentar e sem equilíbrio, fazendo um andar inclinado e muito arrastado. Essas crises levam aproximadamente 1 hora, 1 hora e meia para passar. Onde já estou em casa (geralmente) e fico com toda paciência apesar da agitação que também é frequente. Como se chamava antigamente (Paralisia agitante).

Após a melhora geralmente tomo um banho e retorno ao Clube, para ver uma das peladinha entre sócios e só volto a ter as crise por volta das 21:00 hs, mas já não com a mesma agressividade das de tarde

Dicas:

Em primeiro lugar é aquela coisa, o que geralmente serve para min, talvez não venha servir para outros pacientes, mas vale a pena destacar alguns detalhes:

Nunca entre em estado de estresse

Procure sempre andar com uma companhia

Tenha sempre em mãos um celular para emergências

Tenha muita fé, não saia de casa sem rezar e que você vai vencer a DP

No caso de você ficar travado, mantenha a calma que logo passa

Faça somente coisas agradáveis, isso vai trazer bons fluidos

Tenha um hobby. Pelo incrível o meu é fotografia

Quando estiver bem, faça tudo, não perca tempo

Pense positivo

Antes de deitar programe seu dia seguinte, como um dia legal

Ande sempre com roupas leves e largas e um tênis bem leve

Quando estiver em crise, procure não fazer nada em especial tentar andar

Conheça seus limites, nunca tente dar uma de herói

Faça tudo bem devagar, seu tempo de correia já terminou
Tenha sempre um bom humor
Cuidado com as quedas, evitando piso liso e molhado
Cuidado com as quedas onde tem piso com carpetes
Tome seus medicamentos nos horários certos
Evite ansiedade, euforia e tristeza
Gaste sua energia com sua família
Seja uma família harmoniosa.
Esse é o meu dia a dia e aquele ditado
"é fácil aos felizes aconselhar paciência aos que sofrem"

Capítulo 72
FELIZ DESCOBERTA

Meu relato sobre a descoberta feliz. E claro que cada caso e um caso, as reações das pessoas de frente com o Parkinson são pessoais, cada um tem a sua reação, seja ela de alegria, tristeza, etc...

Veja como um doente de Parkinson, pode tirar proveito de seu dia a dia.
Em primeiro lugar ser feliz e um dia nunca e igual ao outro, mas o que me deixou feliz essa semana foi que descobri uma sensação muito gostosa:

"DURANTE AS MINHAS CRISES ONDE FICO COMPLETAMENTE RÍGIDO E COM ALTO TREMOR, OU SEJA TRAVADA NA CADEIRA, MAS APÓS A MEDICAÇÃO E NO PROCESSO DE ATUAÇÃO DE MEDICAMENTO 20, 30 A 40 MINUTOS, E VOCÊ SENTIR AQUELA SENSAÇÃO DE VER OS MOVIMENTOS DAS PERNAS MAIS LIVRES, VOCÊ COMEÇAR A SENTIR QUE OS TREMORES ESTÃO TERMINANDO E COMEÇAR A TER SEUS MOVIMENTOS RESTABELECIDOS E VOLTAR A ANDAR NORMALMENTE, ISSO E UMA SENSAÇÃO MUITO GOSTOSA, só quem convive com o MAL pode entender essa minha feliz descoberta.

Agradeço a ESSO BRASILEIRA DE PETRÓLEO, empresa que me fez um profissional de mercado onde me dediquei 25 anos de trabalho e que no momento em que mais precisava de apoio ela soube me amparar, onde através do seu Departamento de Recursos Humanos, soube conduzir com um final feliz a minha aposentadoria.

Gostaria de em especial agradecer ao Wanderley Jacob, homem de palavra e soube como ninguém conduzir uma tarefa muito complicada onde ele me deu todos os benefícios e conforto para que eu pudesse tomar a decisão bem a vontade.

Capítulo 73

DP Cientificamente - Um pouco de história

JAMES PARKINSON foi o primeiro a descrever a doença - que hoje leva seu nome - e a compreendê-la tal como hoje a conhecemos e da qual apenas alguns sintomas isolados haviam sido mencionados até então nas obras médicas daquela época.

Nascido na Inglaterra em 1755, James Parkinson seguiu a carreira do pai e dedicou-se à clínica geral.

Em 1817, quando já contava 62 anos de idade, publicou sua clássica monografia "An Essay on the Shaking Palsy" (que poderia ser traduzido para "Um ensaio sobre a Paralisia Agitante") onde, com precisão e senso de observação clínica notáveis para a época, descreveu o tremor, a postura e a marcha tão características daquela afecção.

Entretanto, foi apenas no final do século XIX e no início do século atual, graças aos estudos de Charcot, que os conhecimentos clínicos daquela doença conhecida como Paralisia Agitante tomaram maior impulso. Nascido em 1825, JEAN-MARTIN CHARCOT é considerado o pioneiro da neurologia moderna. Chefe de serviço do Hospital de la Salpêtrière em 1862, seus ensinamentos atraíam médicos e estudantes de toda a Europa. Escrevendo sobre a Paralisia Agitante, comenta acerca da impropriedade dessa denominação, uma vez que os pacientes não estão de fato paralisados e nem todos apresentam tremor. Rebatizou então a doença com o nome de seu primeiro observador, o que foi unanimemente aceito pela comunidade científica. Charcot foi o primeiro a propor tratamento para a moléstia - ainda que de eficácia limitada - a base de plantas ricas em alcalóides. Durante quase cem anos, os extratos de algumas dessas plantas, e mais tarde produtos sintéticos criados a partir daquelas, constituiriam a única possibilidade de tratamento para a DP.

Depois de PARKINSON e CHARCOT, outro cientista que se destacou na história da DP foi KINNIER WILSON. Em 1929, esse inglês teve o mérito de descrever a acinesia, o mais curioso dos sintomas parkinsonianos, distinguindo-a da rigidez, com a qual era antes confundida.

Desde essa época, a descrição dos sintomas e sinais clínicos da doença de Parkinson não se modificou substancialmente. Além disso, o desenvolvimento das técnicas de neuroimagem - como a tomografia computadorizada ou a ressonância magnética nuclear - ou dos testes biológicos pouco acrescentaram ao diagnóstico da doença ou modificaram a atitude prática do médico diante do parkinsoniano. Para reconhecer a doença, o olhar, a escuta e alguns gestos simples continuam, na grande maioria dos casos, necessários e suficientes.

Muitas outras etapas demarcam a história da doença de Parkinson: descoberta das modificações anatômicas da substância negra (1919), desenvolvimento dos primeiros medicamentos anti-parkinsonianos e da neurocirurgia estereotáxica (entre 1950 e 1960), identificação da falta de dopamina como a principal responsável pelos sintomas (início dos anos 60), introdução da levodopa (1967) e dos agonistas dopaminérgicos (1974) e a descoberta de modelos experimentais mais adequados (a partir da década de 80).

Capítulo 74
DP Definição

1. DEFINIÇÃO
A doença de Parkinson (DP) ou Mal de Parkinson, é uma doença degenerativa, crônica e progressiva, que acomete em geral pessoas idosas. Ela ocorre pela perda de neurônios do SNC em uma região conhecida como substância negra (ou nigra). Os neurônios dessa região sintetizam o neurotransmissor dopamina, cuja diminuição nessa área provoca sintomas principalmente motores. Entretanto, também podem ocorrer outros sintomas, como depressão, alterações do sono, diminuição da memória e distúrbios do sistema nervoso autônomo. Os principais sintomas motores se manifestam por tremor, rigidez muscular, diminuição da velocidade dos movimentos e distúrbios do equilíbrio e da marcha.

2. RESUMO HISTÓRICO
No ano de 1817, um médico inglês chamado James Parkinson, membro do Colégio Real de Cirurgiões, e homem bastante culto para a sua época, publicou sua principal obra: Um ensaio sobre a paralisia agitante, no qual descreveu os principais sintomas de uma doença

que futuramente viria a ser chamada pelo seu nome.

Charcot igualmente, desempenhou um papel decisivo na descrição da doença, descrevendo a rigidez, a micrografia e a disartria, e discordando de Parkinson quanto a presença de paralisia. Foi também o responsável pela introdução da primeira droga eficaz.

Com relação aos fatos históricos relacionados com seu tratamento, sabe-se que das várias tentativas do passado, drogas anticolinérgicas derivadas da beladona, introduzidas por Charcot no final do século passado, foram as primeiras que tiveram alguma eficácia reconhecida. Contudo, apenas no final dos anos 50, observou-se um progresso real, através de um estudo feito na Suécia onde ofereceu-se levodopa para ratos intoxicados por reserpina que desenvolveram parkinsonismo. Observou-se uma melhora expressiva da motricidade desses ratos. A descoberta da levedopa foi o prenúncio da revolução observada na década seguinte. No princípio dela, Ehringer e Hornykiewicz afirmaram que o parkinsoniano devia-se à não-produção de dopamina pela substância negra mesencefálica. Na segunda metade desta década, Cotzias e Birkmayer, de modo independente, sugeriram o tratamento da doença de Parkinson com a forma levógira da dopamina (levodopa). A introdução desta droga provocou um impacto marcante, com radicais mudanças na vida dos seus sofredores e influenciando inclusive o prognóstico até então sombrio. Seres humanos petrificados e tremulantes nos seus leitos, sob ação desta droga voltaram a usufruir de uma existência digna, fato que foi muito bem exemplificado no filme "Tempo de

Despertar", estrelado pelo Robert de Niro.

3. CAUSAS:

Sabe-se que os sintomas da doença devem-se à degeneração dos neurônios da substância negra, no entanto, na maioria das vezes, é desconhecido o motivo que leva a essa degeneração.

A DP é apenas uma das formas, embora a mais freqüente, de parkinsonismo. O termo parkinsonismo refere-se a um grupo de doenças que apresentam em comum os mesmos sintomas, associados ou não a outras manifestações neurológicas. A DP é também chamada de parkinsonismo primário ou idiopático porque é uma doença para a qual nenhuma causa conhecida foi identificada. Por outro lado, diz-se que um parkinsonismo é secundário quando uma causa pode ser identificada ou quando está associada a outras doenças degenerativas. Cerca de 2/3 de todas as formas de parkinsonismo correspondem à forma primária.

O fator genético exerce influência, mas em números, é pouco representativo neste mal.

Os fatores que podem desencadear a síndrome parkinsoniana ou parkinsonismo, são:

a) Uso exagerado e contínuo de medicamentos. Um exemplo de substância que pode causar parkinsonismo é a cinarizina, usada freqüentemente para aliviar tonturas e melhorar a memória, a qual pode bloquear o receptor que permite a eficácia da dopamina.

b) Trauma craniano repetitivo. Os lutadores de boxe, por exemplo, podem desenvolver a doença devido às pancadas que recebem constantemente na cabeça. Isso pode afetar o bom funcionamento cerebral.

c) Isquemia cerebral. Quando a artéria que leva sangue à região do cérebro responsável pela produção de dopamina entope, as células param de funcionar.

d) Freqüentar ambientes tóxicos, como indústrias de manganês (de baterias por exemplo), de derivados de petróleo e de inseticidas.

4. EXPLICAÇÃO SOBRE A SUBSTÂNCIA NEGRA:

O sistema nervoso é formado por células (neurônios) que estão conectados entre si através de sinapses (espaços intercelulares) entre seus prolongamentos (dentritos e axônios). A disposição dos neurônios assemelha-se a uma rede, onde uma região pode comunicar-se com outra através de neurotransmissores, que são substâncias ou moléculas produzidas no corpo celular e transportadas através do axônio até a sinapse. O neurotransmissor pode excitar (ativar) ou inibir o neurônio subseqüente.

A substância negra mesencefálica é chamada assim porque os neurônios localizados no mesencéfalo que a constituem contêm o pigmento escuro melanina, o qual é produzido juntamente com a dopamina. Dessa forma, em um corte do cérebro, esta região se apresentará como uma mancha escura. A substância negra está conectada através de sinapses, com outro grupo de neurônios que constituem os gânglios da base.

Os gânglios da base são conjuntos de corpos neuronais localizados no interior do hemisfério cerebral, cujos principais componentes são o núcleo caudado, o putâmen, o globo pálido, o núcleo subtalâmico e a própria substância negra. O núcleo caudado, o putâmen e o globo pálido, podem ser chamados em seu conjunto como corpo estriado, e estão intimamente relacionados entre si, participando do controle da postura e do movimento. A dopamina produzida na substância negra funciona como neurotransmissor inibitório no corpo estriado. Quando um movimento é iniciado pelo córtex cerebral, os impulsos são transmitidos para o corpo estriado e dali podem seguir dois caminhos. Quando o movimento é desejado, os neurônios do corpo estriado aumentam a atividade de neurônios talâmicos e do córtex cerebral, facilitando a execução dos movimentos. No entanto, se o movimento for indesejado, ocorre ativação dos neurônios da substância negra, que inibem as células talâmicas e corticais, inibindo os movimentos. Na Doença de Parkinson, há uma diminuição das concentrações de dopamina, por isso o corpo estriado tornar-se excessivamente ativo, dificultando o controle dos movimentos pela pessoa acometida.

SINTOMAS:

A progressão dos sintomas é usualmente lenta mas a velocidade com que essa progressão se desenvolve é bastante variável em cada caso. Os primeiros sintomas da DP têm início de modo quase imperceptível e progridem lentamente o que faz com que o próprio paciente ou seus familiares não consigam identificar o início preciso das primeiras manifestações. O primeiro sinal pode ser uma sensação de cansaço ou mal estar no fim do dia. A caligrafia pode se tornar menos legível ou diminuir de tamanho, a fala pode se tornar mais monótona e menos articulada. O paciente freqüentemente torna-se deprimido sem motivo aparente. Podem ocorrer lapsos de memória, dificuldade de concentração e irritabilidade. Dores musculares são comuns, principalmente na região lombar.

Muitas vezes, amigos ou familiares são os primeiros a notar as primeiras mudanças: um braço ou uma perna movimenta-se menos do que o outro lado, a expressão facial perde a espontaneidade (como se fosse uma máscara), diminui a freqüência com que a pessoa pisca o olho, os movimentos tornam-se mais vagarosos, a pessoa permanece por mais tempo em determinada posição e parece um tanto rígida.

À medida que a doença progride, aparecem outros sintomas. O tremor é geralmente o primeiro a ser notado pelo paciente e acomete primeiramente um dos lados, usualmente uma das mãos, mas pode se iniciar em um dos pés. Segurar um objeto ou ler o jornal podem se tornar atividades árduas. O tremor é mais intenso quando o membro encontra-se em repouso ou durante a marcha e desaparece quando em movimento. Para a maioria dos pacientes, o tremor é o principal motivo que os leva a procurar pela primeira vez ajuda médica.

Os sintomas da doença de Parkinson variam de pessoa para pessoa. Algumas pessoas podem apresentar sintomas graves, enquanto outras apresentam apenas alguns sintomas leves. No início, os sintomas da doença de Parkinson podem afetar apenas um lado do corpo. Mais tarde, freqüentemente, ambos os lados são afetados. Em geral, os sintomas mudam com o passar do tempo - A memória e o raciocínio são geralmente afetados.

O diagnóstico de DP persiste sendo feito essencialmente em bases clínicas. Tremor, rigidez, bradicinesia e instabilidade postural de intensidades variáveis individualmente, são os sinais e sintomas clássicos. Os sintomas são: a) Tremor: a mão ou o braço treme. O tremor também pode afetar outras áreas, como a perna, o pé ou o queixo. Esse tremor pára durante o sono e diminui no movimento. Caracteristicamente ele inicia assimetricamente, acometendo a extremidade de um dos membros superiores à frequência de 4-5 ciclos por segundo. Pode ser comparado com o movimento exibido por caixas de banco, quando estão contando dinheiro.

b) Rigidez: acontece porque os músculos não recebem ordem para relaxar. Pode causar dores musculares e postura encurvada.

c) Bradicinesia: movimentos lentos. Iniciar movimentos exige um esforço extra, causando problemas para levantar de cadeiras e de camas. O andar pode limitar-se a passos curtos e arrastados. Pessoas com esta doença às vezes sentem-se "congeladas", incapazes de mover-se. As expressões faciais e o balançar os braços enquanto caminha tornam-se mais vagorosos ou ausentes.

d) Alteração no equilíbrio: a pessoa anda com a postura levemente curvada para frente, podendo causar cifose ou provocar quedas (para frente ou para trás).

e) Voz: a pessoa passa a falar baixo e de maneira monótona.

f) Escrita: a caligrafia torna-se tremida e pequena.

g) Artralgia: será encontrada na imensa maioria dos pacientes com DP que já desenvolveram algum grau de rigidez muscular. Além disso, os pacientes com DP tendem a exteriorizar níveis de osteoporose superiores àquela detectada em uma população de igual faixa etária. Nestes pacientes, a melhor alternativa para minimizar os efeitos da osteoporose, é a melhoria do seu status motor através terapia anti-parkinsoniana apropriada.

h) Sistema Digestivo e Urinário: Deglutição e mastigação podem estar comprometidas. Uma vez que os músculos utilizados na deglutição podem trabalhar de modo mais lento, pode haver acúmulo de saliva e alimento na boca fazendo o paciente engasgar ou derramar saliva pela boca. Além disso, alterações urinárias e constipação intestinal podem ocorrer pelo funcionamento inadequado do sistema nervoso autônomo. Alguns pacientes apresentam certa dificuldade para controlar o esfíncter da bexiga antes de uma micção iminente (urgência urinária) enquanto que outros têm dificuldade para iniciar a micção. A obstipação intestinal, ou prisão de ventre, ocorre porque os movimentos intestinais são mais lentos mas outros fatores tais como atividade física limitada e dieta inadequada também podem ser responsáveis.

i) Determinados movimentos involuntários automáticos, são gradualmente abolidos durante a evolução da DP. As pálpebras, por exemplo, ficam indolentes, piscando cada vez menos.

j) Braços que não balançam ao deambular (andar): resulta em uma marcha típica. No início da doença é comum que apenas um braço se movimente enquanto o outro fica imóvel. Posteriormente, ambos tornam-se imóveis.

k) Depressão e déficit cognitivo: A depressão é um sintoma bastante freqüente e pode ocorrer cedo na evolução da doença, mesmo antes dos primeiros sintomas serem notados. Provavelmente relacionada à redução de um neurotransmissor chamado serotonina. Alterações emocionais são comuns. Pacientes podem sentir-se inseguros e temerosos quando submetidos a alguma situação nova. Podem evitar sair ou viajar e muitos tendem a retrair-se e evitar contatos sociais. Alguns perdem a motivação e tornam-se excessivamente dependentes de familiares. Alterações da memória, geralmente na forma de "esquecimentos" ou "brancos" momentâneos são comuns. O raciocínio torna-se mais lento e pode haver dificuldades específicas em atividades que requerem organização espacial. Entretanto, de modo geral, as funções intelectuais e a capacidade de julgamento estão preservadas.

Um critério importante para se diferenciar a genuína doença de Parkinson de outras formas de parkinsonismo, é a resposta a levodopa. Salvo raras exceções, os indivíduos com DP responderão favoravelmente ao medicamento, o que nem sempre ocorre no parkinsonismo secundário. No entanto, a melhora do quadro clínico de um indivíduo na fase inicial de DP, onde geralmente se observa apenas leve tremor unilateral pode não ser verificada e não está indicada.

6. TRATAMENTO:

Podemos dividir as estratégias de tratamento da DP em (1) medidas não-farmacológicas, (2) medidas farmacológicas e (3) tratamento cirúrgico.

As medidas não-farmacológicas compreendem uma série de hábitos e medidas de valor especial na DP por minimizar algumas de suas complicações. Devemos deixar claro que estas medidas não atenuam a gravidade da doença ou impedem sua progressão, mas mantém o indivíduo melhor preparado para enfrentar as alterações orgânicas e psicológicas decorrentes da consunção e insuficiência motora típicas desta enfermidade. Tais medidas são: (i) a educação, (ii) o tratamento de suporte, (iii) o exercício e (iv) nutrição.

O paciente precisa ser informado da natureza de sua doença, sua causa e a relação com o tratamento a ser instituído.

O suporte psicológico médico e familiar deve ser estimulado. Metade dos pacientes com DP desenvolvem depressão, que será tratada com anti-depressivos (preferencialmente os tricíclicos) e/ou terapia de apoio. Outras alternativas valorosas são os grupos de apoio, o aconselhamento financeiro (quando a enfermidade acomete o principal responsável pelo orçamento familiar) e a terapia ocupacional.

Sabe-se que a DP não se restringe apenas a transtornos da motricidade; alterações psíquicas decorrentes tanto da dificuldade em se iniciar movimento, quanto das mudanças neuroquímicas induzidas por deficiência de dopamina ou pela ação dos medicamentos utilizados e pela nova visão que o paciente tem do meio, são responsáveis pela grande prevalência de depressão reativa entre estes indivíduos. Por estes motivos, não devemos delegar todas as tarefas de suporte, inclusive psicológico, a outros profissionais e esquecer o papel fundamental do médico. Uma sólida relação entre um profissional seguro, confiante e empático, que demonstre estar efetivamente preocupado com o paciente e aqueles que o cercam; animando, esclarecendo e reconfortando durante as consultas, tem uma eficácia tão ou mais poderosa que as drogas antidepressivas.

Por um outro lado, exercícios não impedem a progressão da doença, mas mantém um estado de funcionamento muscular e osteo-articular conveniente.Nós já sabemos que anos de evolução de rigidez e bradicinesia produzem alterações patológicas ósseas (osteoporose e artrose) responsáveis por uma incapacidade funcional ainda mais limitante. Além disso, o bom impacto dos exercícios sobre a disposição e o humor são pontos favoráveis a esta terapia.

Desnutrição e perda de peso são observados em grande parcela dos pacientes. Nenhuma dieta especial é necessária nos quadros leves e moderados, além do cuidado em se ter refeições saudáveis e balanceadas, indistinguíveis das que seriam convenientes a todos nós. Boas refeições, ricas em cálcio e fibras, produzem um melhor estado orgânico, bem-estar geral, prevenção de osteoporose e de constipação intestinal.

Na doença avançada, as proteínas ingeridas geram na luz intestinal aminoácidos que competem com a absorção da levodopa. Esta competição leva a uma absorção errática da l-dopa e níveis séricos inconstantes, o que contribui para o agravo das flutuações motoras. Neste estágio, dieta hipoproteica está indicada. Este programa alimentar na verdade não diminui o aporte proteico, mas o concentra nas refeições após as 18:00 horas. Assim, a dieta com baixo teor de proteínas ao longo do dia não interfere na absorção de levodopa, e o equilíbrio nutricional pode ser reestabelecido à noite.

Considerando as alternativas farmacológicas disponíveis, pode-se afirmar que o arsenal medicamentoso antiparkinsoniano da atualidade, limita-se as seguintes opções:
1. selegilina;
2. amantadina;
3. anticolinérgicos;
4. levodopa;
5. agonistas dopaminérgicos.

Quanto a levodopa, inicialmente frisamos que continua sendo a principal forma de tratamento da doença de Parkinson idiopática. Seu emprego associa-se a menor morbi-mortalidade, e virtualmente todos os pacientes beneficiar-se-ão de seu uso. Por quase trinta anos, tem sido administrada a milhões de pacientes com DP. No princípio era empregada pura, e altas doses enterais eram necessárias para que uma ínfima parcela atingisse o SNC. Além disso, a rápida conversão periférica de l-dopa em dopamina pela dopa-descarboxilase, resultava em desagradáveis efeitos colaterais, como náuseas, vômitos e hipotensão ortostática. Porém, com o passar dos anos, descobriram-se substâncias antagônicas de dopa-descarboxilase, permitindo que doses menores fossem utilizadas e maior eficácia terapêutica obtida. Inibidores de dopa-descarboxilase estão em voga desde há cerca de 30 anos, sendo mister reconhecer o papel histórico que tiveram na melhoria da qualidade de vida dos pacientes com DP. Dois deles estão disponíveis em produtos comerciais associados à levodopa e são oferecidos mundialmente: carbidopa (Sinemet®) e benzerazida (Prolopa®).

Porém, a vulnerabilidade da levodopa fica patente quando se contempla os graves sintomas neuro-psiquiátricos associados com seu uso prolongado.

Capítulo 75
MANUSEIO DAS COMPLICAÇÕES RELACIONADAS AO USO CRÔNICO DE L-DOPA

O uso crônico de doses terapêuticas de levodopa provoca, inevitavelmente, os efeitos colaterais: (i) flutuações motoras, (ii) discinesias e (iii) distúrbios psiquiátricos. Estes péssimos efeitos da terapia prolongada, geralmente remitem após suspensão do medicamento ou redução da dose. Curiosamente, não há evidências experimentais de verdadeira toxicidade por levodopa em pesquisas in vivo. De fato, o que se tem notado é que este intrigante fármaco possui propriedades químicas neuroprotetoras62. Entretanto, o surgimento destes transtornos após períodos variáveis de tempo, é um fato inequívoco e deve dar lugar a consideração sobre as vantagens da continuidade da levodopoterapia.

Capítulo 76
TRATAMENTO CIRÚRGICO DA DOENÇA DE PARKINSON

A abordagem cirúrgica da doença de Parkinson tem quase um século. Portanto, muito antes da introdução de medicação dopaminérgica, cirurgias já eram executadas para tratar tremor, rigidez e bradicinesia, com graus variáveis de sucesso.

O tratamento cirúrgico da DP pode ser dividido em três categorias maiores: (i) técnicas lesionais, (ii) estimulação cerebral e (iii) transplantes.

técnicas lesionais

1. A talamotomia é uma técnica indicada no tremor. Pode proporcionar uma redução de 80% da intensidade do tremor, em especial se este for predominante em um dimídio. As complicações incluem apraxia do membro superior, disartria, disfagia, abulia 73, distúrbios da fala e da linguagem, principalmente nas intervenções bilaterais 71.

2. A palidotomia estereotática do globo pálido interno é o procedimento cirúrgico de escolha no tratamento de discinesias induzidas por levodopa, promovendo uma notável melhora deste sintoma. Há relatos de complicações como disfunção cognitiva, disfagia, disartria, hemianopsia lateral homônima, hemiparesia transitória, abscesso intracraniano e hemorragia subcortical e palidal.

estimulação cerebral profunda (ECP)

Há uma grande semelhança nos efeitos clínicos obtidos com lesão cirúrgica e estímulo cerebral profundo. Tal fato sugere que a estimulação elétrica crônica atue de forma a romper ou inibir a atividade neuronal.

Além de ser um método seguro, a estimulação cerebral profunda possui a vantagem de poder ser regulada ou mesmo suspensa, ao contrário das técnicas lesionais. Da mesma forma, não impede que o paciente possa futuramente obter proveito de novas abordagens.

O eletrodo, sustentado por uma bateria subcutânea que dura de 3 a 5 anos, pode ser implantado no núcleo subtalâmico ou no globo pálido interno. Há certa evidência de que a estimulação do núcleo subtalâmico produza melhores resultados. Ao atenuar as discinesias, a estimula0ção subtalâmica permite o aumento da dose de levodopa e melhorar os sintomas parkinsonianos. Independentemente da ação da levodopa, melhora da bradicinesia e do tremor pode ser observada 79-81. As complicações encontradas são disartria e alterações do equilíbrio 82. O alto custo desta forma de tratamento é um de seus principais fatores limitantes. Além disso, a estimulação cerebral profunda é um método recente e seus benefícios e riscos concretos ainda não foram satisfatoriamente analisados.

transplante

O auto-transplante de células da medula adrenal, como repositório da depleção dopaminérgica nigro-estriatal foi abandonado, devido à indiferença de seus resultados, reflexo da curta sobrevivência das células transportadas no núcleo caudado ou putâmen.

Uma alternativa recente muito mais atraente e que vem obtendo resultados gratificantes é o alotransplante de células medulares adrenais ou mesencefálicas de fetos, sendo o último o local mais pesquisado.

Capítulo 77
O MAL DE PARKINSON E A PSICOLOGIA

Fatores emocionais são uma parte importante da síndrome de Parkinson. Os efeitos traumáticos da doença podem gerar uma grande confusão e ansiedade.

Esperamos que este capítulo seja de valia tanto para os pacientes do Mal de Parkinson quanto para seus familiares, já que ajustes na casa são necessários como parte do programa de tratamento do Mal de Parkinson.

A importância da atitude (comportamento)

Um diagnóstico do Mal de Parkinson é um acontecimento sério na vida de uma pessoa. O modo como o paciente interpreta o fato é muito importante. Disso vai depender a maneira como ele se sente e o que ele faz. Naturalmente, os sentimentos do paciente também afetarão familiares e amigos.

O Mal de Parkinson é basicamente físico, mas a mente também pode ser afetada. O Mal de Parkinson exige que o paciente aprenda a lidar com ele mentalmente assim como fisicamente. A maior parte dos pacientes de Parkinson mantém a capacidade de gozar a vida por longos períodos de tempo.

Comportamento nos estágios iniciais

Por serem normalmente muito leves, os sintomas do Mal de Parkinson podem passar despercebidos nos estágios iniciais. Pode haver tremor no polegar, que vem e vai, ou uma sensação de tremor interno, ou a escrita pode ficar pequena.

Mas, mesmo aqueles que reconhecem sintomas iniciais e procuram ajuda, podem ter suas preocupações descartadas por médicos que não conseguem diagnosticar a presença do Mal de Parkinson num estado inicial.

Muitas pessoas relatam que o diagnóstico do Mal de Parkinson em estágio inicial não foi percebido durante consultas em centros de diagnose excelentes e muito famosos. Não foi por culpa dos médicos. Os sinais da doença eram apenas leves demais para um diagnóstico preciso.

Naturalmente, os diagnósticos não são percebidos na maioria das vezes, quando os sintomas não aparecem externamente. Tremores internos não são prontamente observáveis. Pessoas nestas condições são freqüentemente diagnosticadas como neuróticas. Normalmente lhes dão tranqüilizantes e lhes recomendam psicoterapia.

Por outro lado, há pessoas que percebem tremor em si e acreditam ter o Mal de Parkinson, mas ao ir ao medico, descobrem que não.

Estas pessoas podem sofrer de algum outro mal que, de alguma maneira, se assemelham ao Mal de Parkinson. Algumas drogas, por exemplo, produzem efeitos colaterais, que se parecem com sintomas dele.

Pessoas que ignoram seus sintomas podem adiar o reconhecimento de que portam o Mal de Parkinson. Quando o diagnóstico é feito, eles ficam surpresos de como puderam deixar de perceber sua condição até serem forçados a faze-lo.

Em um caso, por exemplo, a doença, num estágio facilmente reconhecível, foi diagnosticada à distância por um médico que, jogando golfe, observou a passada rápida e o andar arrastado de um jogador.

—"Você tem o Mal de Parkinson", ele disse. O homem ficou chocado.

—"Como você sabe?" Ele não havia percebido as enormes mudanças em sua postura e seus movimentos.

Vários pacientes relatam que pessoas observam e comentam que seus braços não balançam, mas ficam duros dos lados quando andam. Isso é bem típico no Mal de Parkinson.

Adaptações necessárias

Se o diagnóstico for feito logo, no caso das pessoas que prestam atenção a problemas físicos minoritários imediatamente, ou muito tarde, no caso daqueles que ignoram mesmo os sintomas mais sérios, torna0se sempre necessário adaptar-se à doença.

Aqueles que aceitam sua condição e procuram informar-se são capazes de melhor programar sua existência com a doença, inteligentemente.

Os que tentam escondê-la das pessoas à sua volta e até de si mesmos enfrentam uma longa série de episódios mentalmente dolorosos.

Em tais circunstâncias, a luta para negar o que está realmente acontecendo pode produzir anos de tensão e ansiedade.

A maneira como o indivíduo rege ao diagnóstico de Mal de Parkinson depende, em grande parte, da maneira como ele encarava a vida antes da doença.

É importante reconhecer, contudo, que o Mal de Parkinson é uma experiência singular. Não se pode reagir a ele como se fosse um problema minoritário. Ele não desaparece e pé provável que piore com o tempo.

Ao passo que alguns casos progridem extremamente devagar, outros se tornam severos muito rapidamente. Caso algum pode ser previsto com antecedência. O que quer que aconteça, o paciente do Mal de Parkinson precisa aceita-lo como parte de sua vida.

Principais tipos de adaptação

Algumas vezes é difícil evitar focalizar o elemento desastre do Mal de Parkinson. Mas isso causa mais dor emocional e pode intensificar os próprios sintomas.

Tanto quanto possível, concentrar-se no lado positivo da vida, adotar a postura "eu vou fazer o melhor que puder" ajudará o paciente.

Muitos pacientes de Parkinson acham que suas vidas ainda são agradáveis, apesar da doença não deixá-los agir do modo que agiam antes.

É muito importante que parentes chegados entendam isto, porque sua postura e reações freqüentemente influenciam o doente.

Uma postura positiva e de aceitação por parte do cônjuge do paciente e de outros membros da família e amigos pode ajudar a manter um espírito de bem-estar e aliviar muitos dos medos e ansiedades que podem acometer o paciente de Parkinson.

Postura sobre informações

Pacientes de Parkinson geralmente têm uma dentre três posturas a respeito de obter informações sobre a doença.

Primeiro a postura de não querer saber sobre a doença de maneira nenhuma, tentando não ter nada a ver com ela, encobrindo-a. Há um esforço para negar que ela existe.

Segundo, a atitude de deixar as coisas correrem, não tentar encobrir, mas também não tentar fazer algo positivo, apenas aceitando as coisas como elas vêm.

A terceira atitude é tentar obter todas as informações possíveis, consultar, planejar de antemão.

Um exemplo da primeira atitude pode ser a pessoa que no seu trabalho descobre que sua escrita está diminuindo, ou que não consegue preencher formulários como costumava. Um homem, um superintendente de uma usina siderúrgica, se aposentou um ou dois anos antes do que seria necessário, porque estava envergonhado de não poder preencher formulários.

Um outro homem também reagiu tragicamente ao saber que tinha o Mal de Parkinson. Um mecânico de aviões achou que seu sustento estava em perigo e tentou escapar negando e escondendo sua condição. Ele não permitia nem mesmo que sua esposa ou seus filhos mencionassem a palavra "Parkinson" em sua presença. Logo em seguida, ele entrou numa depressão muito profunda, pela qual teve que ser hospitalizado.

Somente depois do médico dizer a ele, "Você tem que encarar o fato de que você tem o Mal de Parkinson", ele começou a se reerguer. A partir de então, ele, sua esposa e família começaram a falar sobre isto.

Estes casos ilustram o quão importante é a postura, quando se lida com uma doença séria como o Mal de Parkinson. Negar o fato o impede de tirar o melhor proveito.

A postura de "não fazer nada e aceitar as coisas como elas vêm" pode prejudicar o paciente a longo prazo. Ele pode levar a situações em que informações importantes são obtidas tarde demais ou atitudes são obtidas tarde demais ou atitudes são adiadas por tempo demais.

Os pacientes de Parkinson precisam ser incentivados a obter as informações que eles necessitam para planejar e adaptar-se da melhor maneira possível.

Informações para pacientes e familiares

A doença de Parkinson (DP) é uma afecção degenerativa do sistema nervoso central caracterizada essencialmente por sintomas motores. Entretanto, manifestações não motoras também podem ocorrer, tais como: comprometimento da memória, depressão, alterações do sono e distúrbios do sistema nervoso autônomo. Os principais sintomas motores são:

a) tremor (em mãos, pés, queixo, mandíbulas);

b) rigidez muscular (nos membros, pescoço e tronco);
c) acinesia e bradicinesia (redução da quantidade e velocidade dos movimentos);
d) distúrbios do equilíbrio e da marcha.

A DP é uma doença crônica e progressiva. A progressão dos sintomas é usualmente lenta mas a velocidade com que essa progressão se desenvolve é bastante variável em cada caso. A DP é apenas uma das formas, embora a mais freqüente, de parkinsonismo. O termo parkinsonismo refere-se a um grupo de doenças que apresentam em comum os sintomas acima em combinações variáveis, associados ou não a outras manifestações neurológicas. A DP é também chamada de parkinsonismo primário ou idiopático porque é uma doença para a qual nenhuma causa conhecida foi identificada. Por outro lado, diz-se que um parkinsonismo é secundário quando uma causa pode ser identificada ou quando está associada a outras doenças degenerativas. Cerca de 2/3 de todas as formas de parkinsonismo correspondem à forma primária.

Capítulo 78
Doença de Parkinson em adultos jovens

Informações básicas: A doença de Parkinson é enfermidade neurológica degenerativa lentamente progressiva, afetando mais comumente indivíduos na meia-i+dade e idosos. Embora facilmente reconhecível quando se mostra estabelecida, a doença de Parkinson leve ou incipiente pode ser difícil de reconhecer, particularmente nos jovens, e pode passar despercebida por vários meses ou anos.

A doença de Parkinson em adultos jovens, que por definição tem início dos sintomas antes dos 40 anos, é comparativamente rara. No entanto, um paciente com mais idade que relate início dos sintomas na meia-idade é menos raro; até 12% dos pacientes em algumas populações de clínicas de encaminhamento terciário datam o início de seus sintomas antes dos 40 anos de idade. A doença de Parkinson idiopática que começa antes dos 21 anos é extremamente rara. Su++gerem-se duas afecções patologicamente distintas: parkinsonismo juvenil e distonia responsiva à dopa. O espectro clínico deste distúrbio é cada vez mais amplo, embora a distinção entre estas diferentes afecções, seja em base clínica ou por idade de início, não seja infalível.

O parkinsonismo juvenil ocorre esporadicamente ou como afecção hereditária autossômica recessiva. É mais comum no Japão, porém está sendo reconhecido mais freqüentemente em outros países. Os sintomas tipicamente começam como distonia, afetando ambas as extremidades inferiores, e melhoram, em grau variável, com a levodopa. A distonia responsiva à dopa também afeta as extremidades inferiores, produzindo distonia e bradicinesia. Os sintomas podem exibir variação diuturna substancial e geralmente respondem dramaticamente a doses baixas de levodopa.

Os pacientes com doença de Parkinson de início na juventude têm sintomas semelhantes aos dos pacientes mais velhos, mas têm incidência mais alta de distonia, particularmente nas extremidades inferiores. Como a distonia é incomum como sintoma isolado de outras doenças, deve-se suspeitar de doença de Parkinson precoce em indivíduos de meia-idade com distonia isolada na extremidade superior ou inferior.

Fisiopatologia: Patologicamente, a doença de Parkinson se associa à perda dos neurônios dopaminérgicos da substância negra e à deficiência de dopamina no estriado. Isso resulta em atividade anormalmente alta do núcleo subtalâmico e do segmento interno do globo pálido, o que causa as manifestações motoras da doença. Na doença de Parkinson, outros neurônios não-dopaminérgicos também são afetados, resultando numa deficiência mais leve dos outros neurotransmissores de monoaminas, incluindo a serotonina e a noradrenalina. Juntamente com a deficiência de dopamina, a depleção destes outros neurotransmissores resulta em sintomas psicológicos e comportamentais, abrangendo depressão, astenia, dificuldades de memória e de concentração e distúrbios do sono. Também ocorre o envolvimento das células intermediolaterais na medula espinhal torácica, de gânglios autônomos e de neurônios autônomos na parede das vísceras abdominais na doença de Parkinson, o que resulta em disautonomia.

O parkinsonismo juvenil pode incluir pacientes com várias patologias diferentes, sendo clinicamente heterogêneo, tanto nos sintomas quanto na resposta à levodopa. Conforme discutido em Causas, o parkinsonismo juvenil é classicamente uma afecção hereditária autossômica recessiva, associando-se, em algumas famílias, a uma mutação no gene que codifica para a proteína parquina. Muitos pacientes com doença de Parkinson de início na juventude e que têm sintomas e sinais típicos da doença de Parkinson demonstram ter mutação deste gene; os espectros clínicos destas afecções se sobrepõem.

Contrastando com a doença de Parkinson e o parkinsonismo juvenil, a distonia responsiva à dopa não é doença degenerativa nem se associa à perda de neurônios dopaminérgicos, mas deve-se a uma mutação numa enzima participante na ativação da tirosina hidroxilase, enzima limitante envolvida na síntese de dopamina.

Freqüência

Nos EUA, a prevalência global de doença de Parkinson é estimada em 0,2%, mas eleva-se com o aumento da idade, afetando até 0,5% a 2% dos indivíduos com mais de 70 anos. A prevalência tem sido estimada em 25 a 50 por 100 mil habitantes em indivíduos com menos de 50 anos, afetando até 100 mil pacientes nos Estados Unidos e aproximadamente 5 por 100 mil indivíduos com menos de 40 anos.

Mortalidade/morbidade

• Antes da descoberta da levodopa, a doença de Parkinson associava-se a uma taxa de mortalidade significativa e encurtava a duração da vida; a expectativa de vida média dos pacientes era de aproximadamente 10 anos após o diagnóstico. Nos estágios mais tardios, os pacientes com doença de Parkinson avançada ficavam restritos a uma cadeira de rodas ou ao leito e morriam de complicações da imobilização, como pneumonia aspirativa, urossepse ou úlceras de decúbito infectadas. Desde o desenvolvimento da levodopa e de outros medicamentos, o tempo de vida do paciente tem sido normal ou quase normal.

• No entanto, numerosos sinais e sintomas que eram raros antes da descoberta da levodopa agora são comuns. Estes incluem demência, efeitos mentais adversos do tratamento medicamentoso, como alucinações e psicose, disartria severa, disfagia, aspiração e quedas e fraturas em decorrência de instabilidade postural e congelamento.

•Os indivíduos mais jovens com doença de Parkinson têm problemas diferentes. Flutuações motoras problemáticas e discinesias são especialmente comuns e podem ocorrer vários anos após os sintomas iniciais. Disautonomia severa, congelamento e demência são menos comuns que em pacientes idosos, mas podem desenvolver-se depois de muitos anos de doença. A distonia dolorosa durante períodos de parkinsonismo recorrente (distonia off) é sintoma motor particularmente incômodo e comum. Em alguns pacientes, pode desenvolver-se uma distonia não-flutuante e fixa e requerer órteses ou correção cirúrgica.

Raça

A doença de Parkinson afeta todas as raças.

•A prevalência é mais alta em caucasianos que vivem na Europa e na América do Norte, intermediária nos asiáticos que vivem no Japão e mais baixa nos negros que vivem na África; entretanto, não está claro em que escala estas diferenças se devem à raça ou a uma variação geográfica.

•Um estudo simples, porta a porta, da doença de Parkinson num município rural do Mississippi não verificou diferença de prevalência em brancos e negros; entretanto, muitas autoridades ainda suspeitam que a raça seja um fator no risco do desenvolvimento da doença de Parkinson.

•O parkinsonismo juvenil é mais comum no Japão que em outros países. Com testes genéticos, alguns pacientes caucasianos com doença de Parkinson esporádica de início na idade adulta jovem têm demonstrado mutação no mesmo gene que resulta no parkinsonismo juvenil.

• A doença de Parkinson é mais comum com o avançar da idade. Afeta até 0,5% dos indivíduos com 60 a 69 anos e até 1% a 2,5% daqueles com mais de 80 anos.

• É incomum nos indivíduos abaixo de 50 anos, com taxas de prevalência variando de 0 a 46 por 100 mil, em média 27 por 100 mil entre os estudos. É ainda mais rara em indivíduos com menos de 40 anos, relatando a maioria dos estudos menos de 5 por 100 mil habitantes. Em algumas populações de encaminhamento, contudo, até 10% dos pacientes com doença de Parkinson relatam início da doença antes dos 40 anos.

• Aproximadamente 10 mil a 15 mil indivíduos com 40 anos ou menos nos Estados Unidos têm doença de Parkinson. Isto é quase metade do número total estimado de indivíduos de todas as idades nos Estados Unidos com esclerose lateral amiotrófica (ELA).

• O diagnóstico da doença de Parkinson em pacientes jovens é semelhante ao dos pacientes idosos e se baseia no achado de uma combinação de tremor, rigidez, bradicinesia e instabilidade postural. Os sintomas podem, contudo, ser vagos e difíceis de diagnosticar ou de datar precisamente e podem incluir cansaço, mal-estar, mialgias, leve falta de coordenação, depressão e outras queixas menos bem definidas. Os sintomas iniciais tipicamente ocorrem insidiosamente e emergem lentamente no decorrer de semanas ou meses. Este padrão lento e progressivo é característico do distúrbio. De fato, outros padrões, como evolução estável, melhoras e pioras no decorrer de muitos meses ou o aparecimento abrupto de vários sinais ou sintomas, são incomuns e devem levantar dúvidas sobre o diagnóstico.

• O parkinsonismo juvenil e a distonia responsiva à dopa geralmente começam com distonia afetando as extremidades inferiores. No entanto, estas duas afecções têm sido identificadas por testes genéticos. Pacientes com doença de Parkinson esporádica com sintomas típicos e início na meia-idade têm demonstrado raramente apresentar mutação no mesmo gene que resulta em parkinsonismo juvenil. Os pacientes com o quadro clínico de distonia responsiva à dopa também têm demonstrado esta mutação.

• Tremor

- O tremor é o mais comum dos sintomas iniciais, ocorrendo em aproximadamente 70% dos pacientes. Geralmente é descrito pelos pacientes como agitação ou nervosismo. Pode variar consideravelmente, emergindo somente com estresse, ansiedade ou cansaço ou pode ocorrer somente na sustentação de peso com a extremidade afetada, como o tremor no membro superior ao levantar-se de uma cadeira.

- Mais comumente, o tremor afeta a extremidade superior. Em geral, começa nos dedos, mais especificamente no polegar, mas também pode iniciar no antebraço ou no punho. Um padrão muito comum é o tremor começar na extremidade superior, espalhando-se para a extremidade inferior ipsilateral ou a extremidade superior contralateral antes de se tornar mais generalizado. Embora a doença de Parkinson seja causa rara de tremor afetando a cabeça ou o pescoço, são vistos ocasionalmente tremores do mento ou do lábio, geralmente ipsilaterais ao tremor da extremidade. Mais classicamente, o tremor da doença de Parkinson desaparece com a ação ou o uso da extremidade, mas isto não é visto em todos os pacientes.

• Bradicinesia

- Sintomas de bradicinesia são mais variados do que os do tremor. Estes podem incluir sensação de fraqueza sem ser encontrada verdadeira fraqueza no exame físico; perda de destreza, algumas vezes descrita pelos pacientes como "mensagem que não chega à extremidade"; fatigabilidade; dores ao realizar ações repetidas.

- A bradicinesia facial se caracteriza por depressão ou cansaço. A fala pode tornar-se mais lenta, menos distinta ou mais monótona. Em casos mais avançados, a fala é indistinta, pouco articulada e difícil de compreender. Sialorréia é um sintoma inicial incomum isoladamente, mas é relatada comumente nos pacientes com doença leve.

- A bradicinesia de tronco resulta em lentidão ou dificuldade para levantar-se de uma cadeira, virar-se na cama ou caminhar. Se a deambulação for afetada, os pacientes poderão ter claudicação, dar passos menores ou ficar transitoriamente incapazes de se movimentar. Este "congelamento" é visto comumente em pacientes com doença mais avançada; é mais proeminente em passagens de portas ou em áreas estreitas e pode fazer com que os pacientes fiquem presos atrás de móveis ou sejam incapazes de atravessar uma porta facilmente.

- Nas extremidades superiores, a bradicinesia pode causar pequeno esforço na escrita (micrografia) e dificuldade para usar a mão para atividades de destreza fina, como usar uma chave ou utensílios de cozinha. Na extremidade inferior, bradicinesia unilateral comumente causa claudicação, o que, ocasionalmente, pode ser um sintoma inicial.

● Rigidez
- Embora um sinal físico freqüente na doença de Parkinson, a rigidez é sintoma menos comum em pacientes com início precoce da doença.
- Alguns pacientes podem descrever rigidez das extremidades, mas isto pode refletir bradicinesia mais do que rigidez.
- Ocasionalmente, os indivíduos podem descrever uma sensação de enrijecimento em lingüeta de catraca ao movimentar uma extremidade, o que pode ser uma manifestação da rigidez em roda dentada.
● Outros sintomas iniciais incluem dor regional, variadamente descrita como frio, formigamento, cãibra ou dolorimento; depressão ou anedonia; lentidão de pensamento e de fala; sensação geral de fraqueza, mal-estar ou prostração; e numerosos sintomas disautonômicos, incluindo constipação.

● Nos pacientes jovens, a distonia é sintoma inicial comum, produzindo cãibras ou dores e uma tendência da extremidade (geralmente o pé) de girar para dentro ou dorsiflexão do hálux. Os sintomas distônicos comuns incluem enrolamento, inversão ou flexão plantar do pé e adução do braço e cotovelo, fazendo com que a mão assuma posição à frente do abdômen ou do tórax. Estas posturas distônicas podem ir e vir, ocorrendo com o cansaço ou o esforço físico.

Capítulo 78
Diagnósticos diferenciais

Coréia gravídica

Coréia em adultos
Coréia em crianças
Distonia responsiva à dopamina
Doença de Hallervorden-Spatz
Doença de Huntington
Atrofia de múltiplos sistemas
Neuroacantocitose
Síndromes da neuroacantocitose
Atrofia olivopontocerebelar
Doença de Parkinson
Síndromes Parkinson-Plus
Paralisia supranuclear progressiva
Degeneração nigrostriatal
Doença de Wilson
Outros problemas a serem considerados

Estes distúrbios tipicamente caracterizam o parkinsonismo que tem resposta limitada ou ausente à levodopa.

Parkinsonismo induzido por medicamentos (antieméticos, antipsicóticos): É afecção comum, sendo provavelmente mais prevalente, de maneira geral, do que a doença de Parkinson, especialmente em pacientes mais jovens. Os pacientes com características parkinsonianas devem ter seus medicamentos analisados com detalhes. Até mesmo doses baixas de antieméticos ou antipsicóticos podem causar parkinsonismo.

Estado de múltiplos infartos: Os pacientes com um estado de múltiplos infartos geralmente têm evolução de piora gradual, apresentam sinais de disfunção do trato piramidal, não têm disautonomia ou neuropatia e não respondem à levodopa.

Esclerose múltipla (EM): É causa muito rara de parkinsonismo; se ocorrer, geralmente o faz em pacientes com EM avançada bem estabelecida.

Múltiplos AVCs

Paralisia supranuclear progressiva: Este distúrbio não causa disautonomia severa, embora cause, em algum ponto, oftalmoplegia vertical. Responde pouco à levodopa.

Síndrome de Shy-Drager (atrofia de múltiplos sistemas): É um dos vários distúrbios que causam parkinsonismo e que são pouco responsivos à levodopa. As manifestações oftálmicas incluem nistagmo, miose e comprometimento da perseguição homogênea. Outras manifestações incluem disautonomia, ataxia e, em alguns pacientes, neuropatia, disfunção do trato piramidal e, raramente, amiotrofia.

Estudos laboratoriais

•Em geral, não são necessários exames laboratoriais específicos na avaliação de pacientes com doença de Parkinson. Em adolescentes e adultos jovens, a doença de Parkinson é extremamente rara; portanto, outras causas de parkinsonismo precisam ser cuidadosamente excluídas, particularmente qualquer exposição a medicamentos antipsicóticos ou antieméticos.

•A doença de Wilson deve ser considerada cuidadosamente, e a investigação deve incluir triagem da ceruloplasmina plasmática; se estiver baixa, é necessário fazer dosagem da excreção urinária de cobre em 24 horas e deve ser feito o exame com a lâmpada de fenda PA

•A doença de Huntington ra pesquisa dos anéis de Kayser-Fleischer.

pode produzir rigidez e bradicinesia em adultos jovens ou adolescentes e pode requerer análise do DNA para exclusão.

•A neuroacantocitose pode causar distonia e rigidez, além de outras características neurológicas; é diagnosticada por esfregaço com gota espessa, usando sangue total ou sangue diluído numa proporção de 1:1 com soro fisiológico.

•Existe um exame bioquímico para investigar pacientes com suspeita de distonia responsiva à dopa. Nesta afecção, os pacientes são menos capazes de converter fenilalanina em tirosina. Depois de uma dose de ataque oral de fenilalanina (100 mg/kg), os níveis plasmáticos de tirosina e de fenilalanina são dosados em intervalos de 1 a 2 horas; entretanto, a sensibilidade e a especificidade deste exame são desconhecidas.

Estudos por imagens

•As imagens do cérebro, em geral, são desnecessárias em pacientes com doença de Parkinson típica, especialmente se o paciente tiver apresentação assimétrica, tremor e boa resposta a medicamentos.

•Imagens do cérebro (TC ou RM) devem ser feitas nos pacientes com menos de 50 anos com achados físicos atípicos ou história atípica. Causas raras de parkinsonismo que podem ser reconhecidas em TC ou RM incluem calcificação ou deposição de ferro nos núcleos da base, hidrocefalia, infartos múltiplos, esclerose múltipla, tumores cerebrais, leucodistrofias ou necrose estriatal devido a doença mitocondrial.

•A tomografia computadorizada com emissão de fóton único (SPECT) e a tomografia por emissão de pósitrons (PET) são estudos com imagens funcionais que podem mostrar anormalidades dos núcleos da base em pacientes muito levemente afetados. Não estão à disposição comercialmente, contudo, e não diferenciam confiavelmente doença de Parkinson de outras formas de parkinsonismo.

Cuidados clínicos

•A abordagem do tratamento clínico da doença de Parkinson em pacientes mais jovens, em geral, é semelhante à usada nos indivíduos mais velhos. No entanto, os pacientes mais jovens parecem correr um risco mais alto de desenvolver complicações com tratamento com levodopa de longa duração, particularmente flutuações motoras, discinesias coreiformes e distonias off dolorosas. Estas complicações motoras, algumas vezes, são tão incapacitantes quanto o tremor e a bradicinesia e podem persistir apesar de múltiplas alterações das medicações.

•Freqüentemente, sintomas-alvos são a preocupação principal dos pacientes mais jovens, e o controle destes sintomas específicos deve ser enfatizado. Problemas comuns incluem micrografia, dor (que pode representar distonia ou bradicinesia subjacente), tremor, depressão, cansaço ou ansiedade. Cada um destes sintomas pode ser abordado diferentemente; por exemplo, o tremor pode responder particularmente bem aos anticolinérgicos, enquanto o cansaço pode representar bradicinesia e pode requerer levodopa ou agonistas da dopamina. Numerosos compostos experimentais, incluindo medicamentos que estimulam o brotamento e a regeneração de neurônios como agonistas da dopamina, antioxidantes e depuradores de radicais livres, bem como agentes que bloqueiam a apoptose, estão em estudo clínico ou pré-clínico. Podem atrasar ou minimizar a severidade destas complicações motoras.

•Dos agentes comercialmente disponíveis, a selegilina (um inibidor da monoamina-oxidase - IMAO) e os agonistas da dopamina têm sido estudados, cada um, quanto a possíveis efeitos de alteração da doença. O uso precoce de selegilina adia a necessidade de levodopa numa média de 13 meses em pacientes com doença de Parkinson muito leve, mas as razões para este efeito são incertas e têm sido registradas observações conflitantes. Um estudo verificou que os pacientes tratados com selegilina por 1 ano tinham menor alteração do exame motor que os pacientes tratados com levodopa. No entanto, um estudo maior verificou que, uma vez acrescentada a levodopa, a taxa de piora dos sinais motores não se altera com a selegilina. Atualmente, não existe corpo de evidências convincente sugerindo que a selegilina afete a progressão da doença.

•Numerosos estudos têm investigado o uso de agonistas da dopamina como tratamento inicial. Quando administrados em monoterapia, os agonistas da dopamina têm risco muito ....baixo de produzir flutuações motoras ou discinesias e podem adiar a necessidade de administração da levodopa. Isso foi demonstrado recentemente em dois grandes ensaios; em um deles, o ripinirol foi comparado à levodopa sob condições cegas e, no outro, o pramipexol foi estudado da mesma forma. Em ambos os ensaios, estes medicamentos foram capazes de controlar os sintomas da doença de Parkinson na maioria dos pacientes levemente afetados. Embora fossem obtidos dados promissores, estes estudos demonstram principalmente que os agonistas da dopamina podem ser usados como alternativa à levodopa em pacientes levemente afetados.

•Depois de vários anos de tratamento, a maioria dos pacientes pode precisar de uma combinação de levodopa e um agonista da dopamina. Ainda não se estabeleceu se a prevalência das flutuações motoras, discinesias ou complicações psiquiátricas em pacientes tratados com levodopa primeiro e depois com um agonista da dopamina é diferente, depois de vários anos de tratamento combinado, da dos pacientes que primeiro receberam um agonista da dopamina. Como os custos da dopamina são consideravelmente mais altos do que o custo da levodopa, esta questão tem implicações significativas.

• Restam perguntas quanto aos efeitos destes agentes em alterar a progressão da patologia subjacente na doença de Parkinson. Existem dados sugerindo que a levodopa possa ser tóxica em alguns modelos animais, mas sem evidências clínicas de que isto tenha sido observado. Em alguns modelos animais e em experimentos com culturas de células, alguns agonistas da dopamina parecem ter efeito protetor, mas não há dados clínicos conhecidos demonstrando isto, e o uso precoce dos agonistas da dopamina para atrasar a progressão da doença não pode ser recomendado no presente.

• Tratamento de outros sintomas

- Além do tratamento das manifestações cardinais da doença de Parkinson, numerosos sintomas, como constipação, disfagia, retenção ou freqüência urinária, impotência, hipotensão ortostática, desequilíbrio e quedas podem requerer outras abordagens de tratamento.

- Muitos pacientes têm problemas de humor e de sono associados e podem beneficiar-se de antidepressivos, ansiolíticos e sedativos. Nos pacientes com doença de Parkinson mais severa, a levodopa ou os agonistas da dopa podem produzir alucinações ou psicose, o que, algumas vezes, pode ser tratado com baixas doses dos antipsicóticos atípicos clozapina e quetiapina.

- Em pacientes jovens com flutuações motoras ou discinesias refratárias aos tratamentos clínicos, os tratamentos neurocirúrgicos estereotáxicos podem ser úteis, particularmente porque os pacientes mais jovens geralmente não têm demência ou desequilíbrio severo, que são contra-indicações destes tratamentos. Estes são discutidos com detalhes em Tratamento cirúrgico para doença de Parkinson.

Consultas

• Em geral, os pacientes com doença de Parkinson são tratados melhor e monitorados por um neurologista, exceto no estágio inicial da doença.

• Consulta-se um urologista para avaliação e tratamento da freqüência, urgência e incontinência urinárias ou disfunção erétil.

• Um fisiatra, fisioterapeuta e terapeuta ocupacional podem conseguir melhorar a capacidade do paciente de realizar atividade da vida cotidiana, reduzir a dor e evitar fraturas e neuropatias por compressão por quedas. Injeções de toxina botulínica para distonia de extremidades podem ser muito úteis e são administradas por fisiatras ou neurologistas especialmente treinados.

• Um gastroenterologista e um foniatra podem ser necessários para avaliar disfagia, complicação comum em pacientes com doença de Parkinson mais avançada. Em alguns pacientes, pode ser necessária uma gastrostomia para prevenir aspiração que coloque a vida em risco.

• A consulta psiquiátrica é necessária para controlar os distúrbios do humor e os sintomas psiquiátricos, especialmente em pacientes com depressão ou psicose refratárias.

•A consulta neurocirúrgica pode ser apropriada em pacientes com tremor, discinesias, flutuações motoras ou distonia refratários a tratamento clínico.

Dieta

São necessárias poucas restrições dietéticas na maioria dos pacientes com doença de Parkinson que não estejam apresentando disfagia significativa.

•Dietas com restrição protéica podem ser úteis em pacientes que estejam experimentando flutuações motoras com o tratamento com levodopa por longo tempo. À medida que a levodopa é transportada para o cérebro por uma proteína transportadora que carrega grandes aminoácidos neutros encontrados nas proteínas da dieta, grandes refeições protéicas podem competir pelo transporte de levodopa e reduzir ou eliminar seus efeitos. Uma dieta com restrição protéica pode, portanto, melhorar a resposta à levodopa e pode ser útil em pacientes com flutuações motoras refratárias de outra forma.

•São usadas duas abordagens em geral para essa dieta. Em uma, os requisitos diários totais de proteínas se espalham mais ou menos igualmente no decorrer do dia. A outra abordagem visa ao consumo de alimentos muito pobres em proteínas ou não contendo proteína durante o dia e refeição rica em proteínas à noite.

•Em geral, estas dietas são difíceis de seguir; entretanto, em pacientes com flutuações motoras severas e imprevisíveis, esta abordagem pode valer a pena.

Medicação

Diferentes medicamentos são usados no tratamento da doença de Parkinson. Estes abragem medicamentos que especificamente ajudam nos sintomas motores, incluindo agentes não-dopaminérgicos - anticolinérgicos, selegilina e amantadina - bem como os agentes dopaminérgicos - levodopa imediata e de liberação controlada, inibidores da catecol-O-metiltransferase (COMT), tolcapona e entacapona, e os agonistas da dopamina bromocriptina, pergolida, ropinirol e pramipexol.

Os pacientes com doença de Parkinson costumam beneficiar-se de agentes para depressão e insônia. Para depressão, pode ser usado qualquer um dos antidepressivos comuns. Estes incluem os antidepressivos tricíclicos, como a amitriptilina, a nortriptilina e a doxepina, bem como os inibidores seletivos da recaptação da serotonina - paroxetina, sertralina, fluoxetina e citalopram. Antidepressivos mais recentes não relacionados aos ISRSs ou tricíclicos incluem a bupropiona, a venlafaxina, a nefazodona e a mirtazapina. Expressa-se a preocupação com o risco da síndrome da serotonina com o uso concomitantes da selegilina e dos ISRSs; entretanto, uma pesquisa de especialistas da doença de Parkinson relatou que estes medicamentos são combinados com evidências desprezíveis de toxicidade.

A insônia pode ser especialmente desafiadora de tratar. Alguns pacientes que têm dificuldades com o início do sono podem beneficiar-se de um benzodiazepínico; entretanto, como a taquifilaxia é muito comum com os agentes desta classe, um antidepressivo sedativo (como a trazodona ou a amitriptilina) pode ser melhor escolha no longo prazo. Outros pacientes acordam com sintomas da doença de Parkinson, como rigidez, distonia ou tremor; em tais pacientes, uma dose noturna de levodopa ou de um agonista da dopamina pode ser eficaz.

Além da depressão e da insônia, alguns pacientes apresentam reações psiquiátricas com levodopa ou agonistas da dopamina. Estas incluem alucinações visuais que podem evoluir para estado delirante, no qual podem ocorrer alucinações auditivas, paranóia, psicose e comportamento violento. Estes problemas, algumas vezes, são tão severos que o uso de um antagonista da dopamina é impossibilitado; entretanto, essas reações algumas vezes podem ser eliminadas ou tratadas com eficácia por meio do uso de um antipsicótico. Dos antipsicóticos disponíveis, a maioria dos agentes piora os sintomas da doença de Parkinson e não pode ser usada; entretanto, a quetiapina e a clozapina são bem toleradas na maioria dos pacientes e podem ser muito eficazes em baixas doses.

Variedades

Pontos médico-legais delicados

Os riscos médico-legais para doença de Parkinson nos jovens são semelhantes aos do paciente idoso. Estes incluem risco de quedas (induzidas pela doença ou por medicação), efeitos colaterais dos medicamentos e acidentes ao dirigir veículos. É crítica uma investigação cuidadosa nos pacientes mais jovens com doença de Parkinson para descartar quaisquer processos patológicos secundários (e possivelmente tratáveis), conforme descrito anteriormente neste artigo.

Capítulo 79
GRUPOS LOCAIS BRASILEIROS DE SUPORTE OU DE AJUDA MÚTUA NA DP
No Brasil, grupos locais de suporte ou ajuda mútua para portadores de doença de Parkinson e seus familiares, funcionam em: São Paulo, Capital, Belo Horizonte, Brasília, Curitiba, Fortaleza, Recife e Rio de Janeiro. Há grupos em formação em Santos e em Florianópolis. São eles:

Associação Brasil Parkinson http://www.parkinson.org.br/ ; Avenida Bosque da Saúde, 1155, fone/fax (011) 578 8177, email asparkin@netway.com.br

****
****
************Grupo Solidariedade Parkinson – MG; Fone (031) 273 6619; Belo Horizonte , MG, Cep 30161-970.
****
****
************Associação de Portadores de Parkinson e seus Amigos do Distrito Federal – APPA/DF; SQS 315, Bloco F, Ap. 405; Brasília, DF, cep 70384060, Fone (não consta).
****
****
************Associação Paranaense de Portadores de Parkinsonismo, Praça Ouvidor Pardinho, Centro, Curitiba, PR, Fone

(041) 224 5616; email appparkinsonismo@ig.com.br
****
****
************Associação Parkinson Ceará, Hospital Universitário, C. Postal 3168, Fortaleza, Ceará, cep 90431-970; Fone (085) 261 7822; Fax (085) 261 5308.
****
****
************Associação Solidária Amigos dos Parkinsonianos de Pernambuco, rua Maciel Monteiro, caixa postal 590, Aldeia/Camaroibã, Cep 54782000.
****
****
************Florianópolis, SC: Projeto Grupo de Ajuda Mútua de Portadores de DP e seus Familiares – HU/UFSC – Informações com Rosilda Machado da Silva (Assist. Social), fone 3319126.
****

************Associação de Parkinson do Rio de Janeiro. Fone (021) 25389029
****
****
************Associação Núcleo Bauru Parkinson - R. Batista de Carvalho, 4 - 33 sala 503 - Bauru - SP - CEP 17010-001 - Tel.: 14-3212-2240   -   E-mail: nbparkinson@bol.com.br.

Capítulo 80

EXAME MOTOR

1- Fala 0 - Normal
1- Leve, perda de expressão, dicção e / ou volume
2- Monótona, arrastada mas compreensível, moderadamente comprometida
3- Acentuadamente comprometida
4- Ininteligível

II- Expressão Facial
0- Normal
1- Hipomimia mínima, « poker face »
2- diminuição leve
3- Hipomimia moderada, lábios separados esporadicamente
4- Fácies fixa, cérea, lábios separados (5mm)

III- Tremor em Repouso - Mandíbula
0- Ausente
1- Leve e presente ocasionalmente
2- Leve em amplitude e persistente, ou moderado em amplitude mas intermitente
3- Moderado em amplitude e presente a maior parte do tempo
4- Acentuado em amplitude e presente a maior parte do tempo
IV-Tremor de Repouso Extremidade Superior
0- Ausente
1- Leve e presente ocasionalmente
2- Leve em amplitude e persistente, ou moderado em amplitude mas intermitente

3- Moderado em amplitude e presente a maior parte do tempo
4- Acentuado em amplitude e presente a maior parte do tempo

V-Tremor em Repouso -Extremidade Inferior
0- Ausente
1- Leve e presente ocasionalmente
2- Leve em amplitude e persistente, ou moderado em amplitude mas intermitente
3- Moderado em amplitude e presente a maior parte do tempo
4- Acentuado em amplitude e presente a maior parte do tempo

VI - Tremor Postural ou de Intenção

0- Ausente
1- Leve, presente com a ação
2- Moderado em amplitude, presente com ação
3- Moderado em amplitude ,postural e de intenção

4- Acentuado em amplitude, interfere com a alimentação

VII- Rigidez
(Avaliada na movimentação passiva das grandes articulações com o paciente sentado e relaxado, roda-denteada ignorada).
0- Ausente
1- Leve ou detectada apenas quando sob manobras de ativação.
2- Leve a moderada
3- Acentuada porém consegue-se o movimento em

oda a sua amplitude com facilidade.
4- Severa , dificuldade em obter o movimento em toda sua amplitude

VIII - Batidas dos dedos
(paciente bate o polegar contra o indicador em rápida sucessão com a maior amplitude possível cada mão separadamente.
0- Normal

1- Leve alentecimento ou redução da amplitude
2- Comprometimento moderado, fadiga precoce definida. Pode apresentar ocasional interrupção do movimento.
3- Comprometimento Severo. Freqüente hesitação em iniciar o movimento ou interrupções.
4 - Executa a tarefa com grande dificuldade.

IX- Movimentos Manuais
(Paciente abre e fecha as mãos em rápida sucessão com a maior amplitude possível, cada mão separadamente).
0 - Normal
1 - Leve alentecimento ou redução na amplitude
2 - Comprometimento Moderado, fadiga precoce definida. Pode apresentar ocasional interrupção do movimento.

3 - Comprometimento severo. Freqüente hesitação em iniciar o movimento ou interrupções
4 - Executa tarefa com grande dificuldade

X- MovimentosAlternados rápidos das mãos
(movimentos alternados de pronação e supinação das mãos, o mais rápido possível ao mesmo tempo).
0- Normal
1- Leve alentecimento ou redução na amplitude
2- Comprometimento Moderado, fadiga precoce definida. Pode apresentar ocasional interrupção do movimento.
3- Comprometimento severo. Freqüente hesitação em iniciar o movimento ou interrupções
4- Executa tarefa com grande dificuldade

XI- Agilidade das Pernas

(Paciente bate o Calcanhar no chão em rápida sucessão, levantando toda perna, amplitude deve ser em torno de 8cm).

0- Normal

1- Leve alentecimento ou redução na amplitude

2- Comprometimento moderado, fadiga precoce definida. Pode apresentar ocasional interrupção do movimento.

3- Comprometimento severo. Freqüente hesitação em iniciar o movimento ou interrupções

4- Executa a tarefa com grande dificuldade

XII- Levantando-se da Cadeira

(Paciente tenta levantar-se da cadeira com encosto reto, com os braços cruzados sobre o peito).

0- Normal

1- Lento ou necessita mais de uma tentativa

2- Auxilia-se empurrando os braços da cadeira

3- Tende a cair para trás e pode necessitar mais de uma tentativa, porém consegue sem auxílio

4- Incapaz de levantar-se sem auxílio

XIII- Postura

0- Normal

1- Não ereto completamente, postura levemente curvada, poderia ser normal para pessoas idosas

2- Postura moderadamente curvada, definitivamente anormal, pode ser levemente curvada para um lado

3- Postura severamente curvada com cifose, pode ser moderadamente curvada para um lado.

4- Flexão acentuada com extrema anormalidade de postura

XIV- Marcha

0- Normal

1- Anda lentamente, pode arrastar os pés com pequenos passos, ausência de festinação ou propulsão

2- Anda com dificuldade, precisa pouco ou nenhum auxílio; pode ter alguma festinação, pequenos passos ou propulsão
3- Severo distúrbio de marcha, necessita auxílio
4- Não pode caminhar mesmo com auxílio

XV- Estabilidade Postural
(Resposta ao súbito deslocamento posterior produzido pôr impulso nos ombros, enquanto o paciente ereto, olhos abertos e pés levemente separados. Paciente preparado).
0- Normal
1- Retropulsão mas recupera-se sem auxílio
2- Ausência de resposta postural, pode cair se não seguro pelo examinador
3- Muito instável, tende a perder equilíbrio espontaneamente
4- Incapaz de permanecer em pé sem auxílio

XVI- Bradicinesia e Hipocinesia Corporal
(Combinando lentidão, hesitância, diminuição balanço dos braços, pequena amplitude e pobreza dos movimentos em geral).
0- Nenhum
1- Alentecimento mínimo, dando ao movimento um caráter deliberado, pode ser normal para algumas pessoas. Possivelmente amplitude reduzida
2 - Leve grau de alentecimento e pobreza do movimento, que é definitivamente anormal alternativamente alguma redução de amplitude.
3- Moderado alentecimento, pobreza ou amplitude do movimento.
4 - Alentecimento acentuado ou peque.
na amplitude do movimento.

Capítulo 81
ESTÁGIOS DA SÍNDROME DE PARKINSON

Estádios

0 - Ausência de sinais da doença
1 - Doença Unilateral
1,5 - Unilateral mais envolvimento axial
2 - Doença bilateral sem comprometimento do equilíbrio postural
2,5 - Doença bilateral, leve, com recuperação no teste de estabilidade postural
3 - Doença bilateral, leve, moderada, alguma instabilidade postural fisicamente independente
4 - Incapacidade sereva, ainda capaz de andar ou levantar-se sem auxílio
5 - Limitado à cadeira de rodas ou cama exceto se auxiliado

II - ESCALA DE ATIVIDADES DIÁRIAS DE SCHWAB E ENGLAND
100% - Completamente independente. Capaz de realizar todas as atividades diárias sem lentidão, dificuldade ou comprometimento. Essencialmente normal.
90% - Completamente independente. Capaz de realizar todas atividades diárias, com algum grau de lentidão, dificuldade e comprometimento. Pode demorar o dobro. Começando ficar consciente da dificuldade.
80% - Completamente independente na maioria das atividades. Demora o dobro. Consciente da dificuldade lentidão
70% - Não Completamente independente. Maior dificuldade em algumas atividades. Três a quatro vezes mais demorado em algumas. Pode gastar uma grande parte do dia com elas.
60% - Alguma dependência. Pode realizar a maioria das atividades, mas é excessivamente lento e faz muito esforço. Algumas impossíveis.
50% - Mais dependente. Metade das atividades com auxílio, mas lento. Dificuldade com tudo

40% - Muito dependente. Participa de todas as atividades, mas poucas sozinho.

30% - Com esforço consegue realizar poucas atividades, ou iniciá-las sozinho. Necessita de muito auxilio.

20% - Nada realiza só. Pode ser auxiliada em algumas atividades. Invalidez severa.

10% - Totalmente dependente, desamparado. Completamente inválido.

0% - Ausência de controle de funções vegetativas como deglutição, micção e evacuação. Restrito ao leito.

MINI MENTAL STATE
Folstein et al. 1960
J. Psychiat Res 12: 189-198 , 1975.

PONTUAÇÃO

ORIENTAÇÃO
TOTAL 10 PTS
1- Qual é o dia da semana?
2- Qual é o dia do mês?
3- Qual é o mês?
4- Qual é a estação?
5- Qual é o ano?
6- Onde estamos agora?
7- Em que andar estamos?
8- Em que cidade estamos?
9- Em qual estado estamos?
10- Em qual País estamos?

REGISTRO........................TOTAL 3 PTS

11- Repita as seguinte palavras: limão,chave ,balão»

(Examinador pronuncia as palavras na freqüência de uma pôr segundo, repetir até 5 vezes).

ATENÇÃO E CÁLCULO...........TOTAL 5 PTS

12- Subtraia 7 de 100 e faça 5 subtrações (Cada subtração correta anote)

MEMÓRIA..............................TOTAL 3 PTS

13- Pode se lembrar das palavras que disse há pouco?

MEMÓRIA..............................TOTAL 1 PTS

14- O que é isto (mostre uma caneta)

15- O que é isto (mostre um relógio)

REPETIÇÃO.....................TOTAL 1 PTS

16- Repita a frase. « Nem aqui, nem ali, nem lá.»

COMANDO   EM   TRÊS ESTÁGIOS........................TOTAL 3 PTS

17- Obedeça um comando em 3 etapas: « Pegue esse pedaço de papel,

dobre-o ao meio, e coloque-o sobre mesa»

LEITURA..............................TOTAL 1 PT

18- Leia e obedeça a ordem escrita no papel. ("Feche os olhos")

ESCRITA..............................TOTAL 1 PT

19- Escreva uma sentença de sua escolha neste papel

CÓPIA..............................TOTAL 1 PTS

Capítulo 82
ESCALAS

Usada para avaliar a evolução da doença de Parkinson.
Estágio Um

1.Sinais e sintomas em um lado do corpo. 2.Sintomas leves. 3.Sintomas incovenientes   mas   não desabilitantes.   4.Usualmente

presença de tremor em um membro.
5.Amigos notam mudanças na postura, locomoção e expressão facial.

Estágio Dois

1.Sintomas bilaterais. 2.Disfunção mínima. 3.Comprometimento da postura e marcha.

Estágio Três

1.Lentidão significativa dos movimentos corporais. 2.Disfunção do equilíbrio de marcha ou em ortostatismo. 3.Disfunção generalizada moderadamente grave.

Estágio Quatro

1.Sintomas graves. 2.Pode andar por uma distância limitada. 3.Rigidez e bradicinesia. 4.Incapaz de viver sozinho. 5.O tremor pode ser menor que nos estágios precoces.

Estágio Cinco

1.Estado caquético. 2.Invalidez completa. 3.Incapaz de ficar em pé ou andar, 84.Requer constantes cuidados de enfermagem.

Tratamento

Não existe cura para a doença de Parkinson. O tratamento porém pode melhorar os sintomas e diminuir a velocidade de progressão da doença. Diversos tipos de medicamentos podem estar indicados: anticolinérgicos, agonistas dopaminérgicos, levodopa, inibidores da catecol-orto-'metil-transferase, inibidores da monoaminoxidase, antivirais e outros.

Tratamentos cirúrgicos

Intervenções cirúrgicas para o tratamento da doença de Parkinson podem estar indicadas em casos selecionados.

Talamotomia: provoca-se a destruição de um grupo de

neurônios do tálamo para melhorar o tremor de braços e mãos em pacientes sem outros sintomas importantes, quando o tremor é unilateral. Os riscos são baixos e a melhora é imediata em 80 a 90% dos casos. Com o tempo os sintomas podem recidivar.

Palidotomia: destruição de células do globo pálido, uma parte do cérebro envolvida no controle dos movimentos. Pode beneficiar pacientes com lentidão dos movimentos, tremor e desequilíbrio.

Fisioterapia
O cuidado dos pacientes com doença de Parkinson incluem dieta balanceada e exercícios físicos. A participação de fisioterapeutas e terapeutas ocupacionais tem grande valia. Uma rotina de exercícios para a musculatura dos braços, pernas, pés e face deve ser estabelecida,

assim como treino para a marcha e para as atividades da vida diária.

Fonoaudiologia
O fonoaudiólogo pode ajudar a melhorar a qualidade, clareza e volume da voz do paciente. Os familiares devem auxiliar a comunicação do paciente. Se o paciente estiver confuso pode ser necessário dar-lhe sugestões. A dificuldade de comunicação é muito limitante. O apoio da família é muito importante.

As considerações que serão desenvolvidas neste texto têm a finalidade de levar os portadores de parkinson a refletir sobre maneiras de lidar com a situação de doença que podem levar a uma melhor qualidade de vida.
Disposições mentais e afetivas podem interferir no tratamento de várias maneiras: na forma de tomar medicação, na freqüência e tipo de

informações que se deve dar ao médico, na atenção ao modo dos sintomas se apresentarem e na descrição dos efeitos da medicação, nos modos de organizar a vida, na busca de informações sobre a doença.

O diagnóstico de parkinson é, sem dúvida, um golpe difícil de se assimilar, pois a primeira idéia que vem à mente são as limitações que se imporão na vida, as perdas com que se vai deparar. A seguir pode-se escolher uma atitude de lamentosa acomodação, de revolta, de espera do remédio 'mágico' que resolverá tudo sem que se tenha que fazer nada senão abrir a boca e engoli-lo ou pode-se arregaçar as mangas e ir à luta. Isto pode ser feito informando-se sobre a doença e tratamentos, desenvolvendo uma parceria com o médico, tomando adequadamente a medicação, aceitando a ajuda dos familiares, colaborando para um maior conhecimento da doença, buscando ajuda de outros profissionais de saúde.

Disposições diante da vida com a Doença de Parkinson

I) Em vez de só pensar no que perdi por que não posso pensar no que posso ganhar?

Olhar a DP como oportunidade de novas aprendizagens.
- Se perdi uma habilidade posso desenvolver outra.

Ex: Já não costuro, mas talvez posso pintar.

Já não posso consertar um motor, mas posso aprender a mexer com plantas.

Já não posso caminhar tão rapidamente, mas, diminuindo o passo posso olhar mais atentamente em volta, ver novas coisas e conhecer pessoas.

Já não sou aquele que cuida de tudo, mas posso aprender a ser cuidado.

II) Em vez de achar que a DP me tornará um inútil por que não descobrir novas formas de ser útil?

Olhar a DP como uma oportunidade de ensinar coisas aos outros.

Ex: Ensinar os familiares a cuidarem do doente.
Ensinar os não doentes que a inteligência, a força e determinação não ficam comprometidas com a doença, que se pode conviver com limitações e levar uma vida de boa qualidade.
Ensinar as autoridades a promoverem a divulgação da DP e promover mudanças no ambiente que facilitem a locomoção e a vida dos doentes.
Ensinar outros doentes a conviverem com a doença.

Ensinar os profissionais a ouvirem com paciência a descrição dos sintomas e a levarem em consideração a experiência do doente.

III) Em vez de só querer viver como antes por que não descobrir novas possibilidades?

Olhar a DP como uma oportunidade de aprimoramento pessoal.

Ex: Se tenho que quotidianamente estar cuidando para controlar a doença posso descobrir em mim uma força que antes desconhecia.
Se devo ficar atento aos sintomas físicos e emocionais posso vir a descobrir mais coisas a respeito do meu modo de ser comigo mesmo e com os outros. Sintomas depressivos podem ou não estar associados à medicação; sentimentos de inadequação, vergonha, exclusão devem ser expressos e substituídos por modos

mais positivos de encarar a doença. Um psicólogo pode ajudar muito. Se antes eu achava que conseguia tudo sozinho agora posso descobrir no outro um parceiro e o valor da colaboração e solidariedade.

Olhar a DP como oportunidade de aprimoramento das relações sociais.

Ex: Se necessito dos cuidados de minha família posso descobrir novos modos de tratar meus familiares para que vivamos em harmonia. Se a informação sobre a doença é importante posso participar e formar grupos de parkinsonianos e familiares.

IV) Em vez de fixar-me nas dificuldades de movimento e voz porque não descobrir formas de otimizar os efeitos dos medicamentos com exercícios e atitudes positivas?

Olhar meu corpo como um aliado.

Ex: Se enfrento limitações de movimentos posso aprender a ser paciente com as dificuldades a 'dialogar' com o corpo. Ansiedade só piora as coisas. Nosso corpo quer ser bem tratado, em primeiro lugar por nós mesmos. Para aprender novas formas de tratar o corpo posso buscar a ajuda de profissionais - fisioterapeutas e fonoaudiólogas - que poderão dar grandes contribuições.

É verdade que não é fácil incorporar todas essas mudanças no modo de ver a si mesmo, a vida e de relacionar-se com os outros. É um desafio muito grande para todos os que se deparam com limitações no decorrer da vida, e, em especial, para o parkinsoniano. Hábitos emocionais e relacionais que se cristalizaram durante muitos anos são difíceis de serem mudados. É por isso que é de grande importância manter contato com os profissionais de saúde, com a comunidades da qual se participa e com outros parkinsonianos em grupos informais e associações.

Capítulo 83
Links Úteis

Presidência – Governo do Brasil

Ministério da Saúde

http://www.saude.gov.br/

INSS - Instituto Nacional do Seguro Social http://www.mps.gov.br

DATAPREV – Empresa de Tecnologia e Informações da Previdência Social http://www.dataprev.gov.br/

ABP — Associação Brasil de Parkinson
http://www.abp.org.br/

Capítulo 84
Comentários da Segunda Edição

Como vai, Marco?
Pelo que vejo, continua na batalha. Parabéns'
Por aqui estamos bem. Não sei se vc sabe que me aposentei. Tive uns probleminhas que geraram alguma dificuldade na visão, o que me impede de trabalhar decentemente. Mas estamos indo em frente. Dei uma rápida olhada no teu site. Me pareceu muito bom. Fiquei contente em saber de você. Grande abraço,
Moisés
----- Original Message -----
From: "Marco Brito" <mabrito@doencadeparkinson.com.br>
To: <mcwajsf@globo.com>
S: Monday, July 31, 2006 9:59 AM
Subject: Mabrito

Marco,

Informo que já recebi o seu livro e fiquei muito emocionada ao folheá-lo! Você tinha tudo para se isolar até

mesmo se revoltar, entretanto você enfrenta a situação usando como arma o desejo de conhecer mais sobre o inimigo!
Parabéns! Fico orgulhosa do grande brasileiro que você é!
Um forte abraço,
Ana Maria

>From: "Marco Brito" <mabrito@doencadeparkinson.com.br
>
>Reply-To: Ex-Esso@yahoogrupos.com.br
>To: Ex-Esso@yahoogrupos.com.br
>Subject: [Ex-Esso] Livros já enviados
>Date: Thu, 03 Aug 2006 13:46:27 -0000

Observação: mensagem anexa encaminhada.
Meu caro Marco, Acabei de receber o exemplar que me foi enviado. Dei uma breve folheada e me chamou a atenção a excelente diagramação, lógica estrutural e temas tratadas, com certeza de antemão posso afirmar que é

uma obra extraordinária que muito vai colaborar para uma visão humanística e profissional, para todo o cidadão que precisar entender o tema, e digo mesmo, muito mais ainda para aquele que no momento não /precisa ou não tem nenhuma informação sobre este desafio chamado Parkinson! Pois, ninguém está imune a conviver com esta provação. Muitíssimo obrigado, sucesso integral para sua proposta, muita força e muita PAZ!
Moro em Curitiba, mais sou oriundo da zona da mata de Minas Gerais, mais precisamente Bicas, "aquela cidade da qual Juiz de Fora faz parte da sua Região Metropolitana"!...Brincadeiras á parte, mais quando eu viajar para a Região vou agendar uma ida a esta fantástica cidade de Teresópolis para conhecê-lo pessoalmente e quem sabe saborearmos uma deliciosa truta num destes famosos restaurantes aí da Serra.
Atenciosamente
Pedro Igino

Marco, recebi o livro, que agradeço. Você está de parabéns, muito bom a narrativa do mesmo e elucidativo. Já o devorei na leitura, e estarei indicando. Abraços ,Ubiratan.-Bhte
urcarne@oi.com.br urcarne@oi.com.br

Grande Marco Brito, seu site é um, show!
Tenho um conhecido que esta com DP e acredito que seu livro ajudará, mas antes quero lê-lo.

Envie por favor para:

R. Franklim M. Pereira, 166 - Apto 303 Centro
CEP 88302-020 Itajaí/SC
Um forte abraço meu e da Dna Marta ! Lembranças a Dna Tereza e aos meninos
Que deus continue SEMPRE te iluminando!!!!
Abs
Aureo
----- Original Message -----
From: "Marco   Brito"

<mabrito@doencadeparkinson.com.br
>
To: <Ex-Esso@yahoogrupos.com.br>
Sent: Wednesday, August 02, 2006 12:45   AM
Subject: [Ex-Esso] SITE

Prezado Marco Brito, recebi seu exemplar e estou muito feliz por você, que
está desenvolvendo algo que fará bem a todos: a sua própria experiência. Felicidades e um grande abraço.
Roseli de Santa (ZIZI)

>From: Adriana   Vilela
<adrianavilela2004@yahoo.com.br>
>Reply-To: Ex-
Esso@yahoogrupos.com.br
>To: Ex-Esso@yahoogrupos.com.br
>Subject: RES: [Ex-Esso] Livros ja enviados
>Date: Thu, 3 Aug 2006 17:08:57 - 0300 (ART)

Olá Marco:

Boa Tarde!
Foi com imensa alegria que recebi seu livro!
Já iniciei a leitura do mesmo e, que lição de vida....PARABÉNS!!!!
Muito Obrigada, já estou divulgando e indicando aos amigos!

Fique com Deus!
Mais uma vez obrigada por partilhar conosco sua garra, sua força de vontade, seu amor pela vida e sua obra,

Adriana

Marco *Brito*
<*mabrito@doencadeparkinson.com.br*
> escreveu:

Prezado Marco Brito, recebi o seu exemplar e já o li. Fiquei muito impressionado com a sua postura em relação a doença e quero parabeniza-lo
por tudo. Mantenha-se firme e descubra cada vez mais novas maneira de

enfrentar suas dificuldades mas não deixe de registrar seus novos sucessos.
Parabéns também a sua família que você menciona com tanto apego.
Um grande abraço
Paulo Sergio

>From: "roseli de santa"
<zizidsanta@hotmail.com>
>Reply-To: Ex-Esso@yahoogrupos.com.br
>To: Ex-Esso@yahoogrupos.com.br
>Subject: RE: RES: [Ex-Esso] Livros ja enviados
>Date: Sat, 12 Aug 2006 19:15:06 -0300

ÍNDICE POR CAPÍTULO

BDPT

FIM